本書の使い方

① 「はじめに」を読む

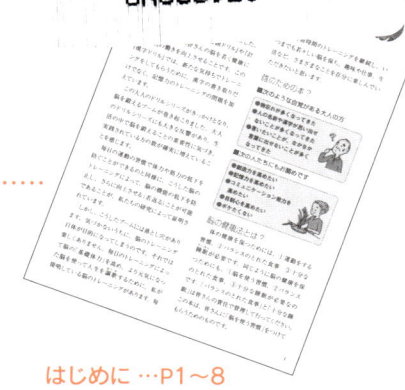

はじめに …P1～8

② 別冊の「トレーニングを始める前の前頭葉機能チェック」を行う

③ 1日に1枚ずつ、表と裏の漢字たどりと書き取りを行う

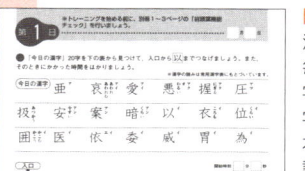

問題の特長

漢字たどり：常用漢字から、毎回「今日の漢字」として20字取り上げ、それを下の101字の表のなかから探して一本の道につなげます。時間を計測して、時間が短くなっていくことにより、短期記憶力が向上していくことを確認できます。

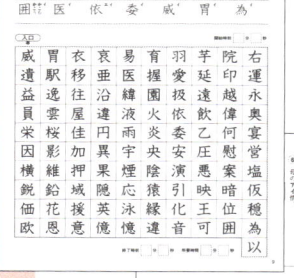

第1日～第5日 …P9～18

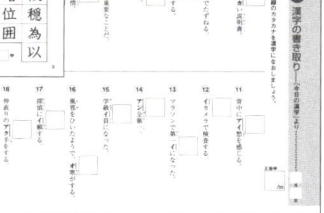

漢字書き取り：表面の「今日の漢字」から出題しています。(答えは次の書き取りのページに掲載しています)

④ 「第1週目の前頭葉機能テストⅠ～Ⅲ」を行う

⑤ 巻末のグラフに記録を記入する

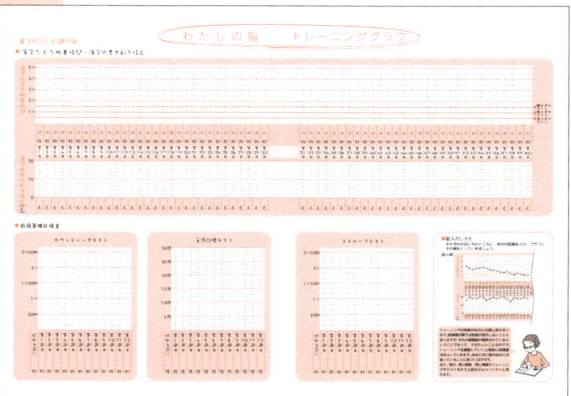

⑥ ③～⑤と同じことを繰り返す

はじめに

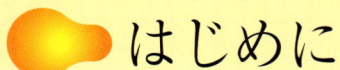
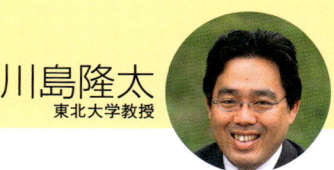

川島隆太
東北大学教授

何のための本？

　このトレーニングブックは、『脳を鍛える大人のドリル』シリーズの続編として作りました。目的は、『脳を鍛える大人の音読ドリル』や『計算ドリル』と同様に皆さんの脳を若く健康に保ち、脳の働きを向上させることです。この『漢字ドリル』では、新たな気持ちでトレーニングをしてもらうために、漢字の書き取りだけでなく、記憶力のトレーニングの問題を加えています。

　この大人のドリルシリーズがきっかけとなり、脳を鍛えるブームが巻き起こりました。大人のドリルシリーズにも大きな反響があり、生活の中で脳を鍛えることの重要性に気づき、実践されている方の数が確実に増えていることを感じます。

　毎日の運動の習慣で体力や筋力の低下を防ぐことができるのと同様に、こうした脳のトレーニングによって、脳の機能の低下を防止し、さらに向上させる（若返る）ことが可能であることが、私たちの研究によって証明されています。

　しかし、こうしたブームには落とし穴があります。気づかないうちに、脳のトレーニング自体が目的になってしまうのです。それでは楽しくありません。毎日のトレーニングによって脳の「基礎体力」を高め、より元気になった脳を使って人生を謳歌するために、私が提唱している脳のトレーニングがあります。毎日、ごく短時間のトレーニングを継続し、いつまでも若々しい脳を保ち、趣味や仕事、生活など、さまざまなことを存分に楽しんでいただきたいと思います。

誰のための本？

■次のような自覚がある大人の方

- 物忘れが多くなってきた
- 人の名前や漢字が思い出せないことが多くなってきた
- 言いたいことが、なかなか言葉に出せないことが多くなってきた

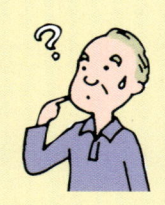

■次の人たちにもお薦めです

- 創造力を高めたい
- 記憶力を高めたい
- コミュニケーション能力を高めたい
- 自制心を高めたい
- ボケたくない

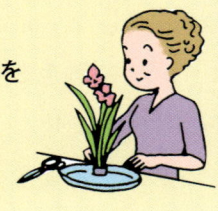

脳の健康法とは？

　体の健康を保つためには、①運動をする習慣、②バランスのとれた食事、③十分な睡眠が必要です。同じように脳の健康を保つためにも、①脳を使う習慣、②バランスのとれた食事、③十分な睡眠が必要なのです。「バランスのとれた食事」と「十分な睡眠」は皆さんの責任で管理して行ってください。この本は、皆さんに「脳を使う習慣」をつけてもらうためのものです。

前頭前野を活発に働かせる3原則

最も高次の脳機能を司っている前頭前野(注3)を、生活の中で活発に働かせるための原則を、脳機能イメージング装置(注1)を用いた脳科学研究成果から見つけ出しました。

● 読み・書き・計算をすること
● 他者とコミュニケーションをすること
● 手指を使って何かを作ること

読み・書き・計算は、前頭前野を活発に働かせるだけでなく、毎日、短時間、集中して行うことで、脳機能を向上させる効果があることが証明されています。子どもたちは、学校の勉強で読み・書き・計算をすることができますが、大人が生活の中でこれらを行うことは、現代社会ではあまりありません。そこで、こうしたドリルが役に立ちます。

他者とのコミュニケーションでは、会話をすることでも、前頭前野が活発に働くことがわかりました。目と目を合わせて話をすると、より活発に働きます。しかし、電話を使うと、あまり働きません。直接、人と会って、話をすることが重要なのです。また、遊びや旅行などでも、前頭前野は活発に働きます。

手指を使って何かを作ることでは、具体的には、料理を作る、楽器の演奏をする、絵を描く、字を書く、手芸や裁縫をする、工作をするなどがあります。クルミを手の中でグルグル回したり、両手の指先をそわせて回したりといった、無目的な指先の運動では前頭前野はまったく働きませんので、これはトレーニングにはなりません。何かを作るという目的が、人間の前頭前野を働かせるために重要なのです。

これらの工夫を、生活の中にたくさん取り入れて、脳をたくさん使う生活を心がけてください。一般的に、「楽で便利」は、前頭前野はあまり働きません。めんどう、ちょっと大変なくらいが、脳をたくさん働かせるにはちょうど良いのです。

短期記憶のトレーニングにもなります！

本書は、表面では20個の「今日の漢字」を下の表から探して、道をつなげる「漢字たどり」を行います。また、裏面では、表面の漢字の書き取りを行います。これらは、加齢によって生じる脳機能の低下の中でも、最も多くの人が早い時期から自覚し、かつ深刻な問題として認識している、短期記憶力のトレーニングのために作りました。また、字を書くことによって前頭前野が活発に働くように工夫しています。短期記憶自体も前頭前野が制御している能力ですから、一石二鳥のトレーニングになります。

健康な成人が、このトレーニングブックと同じ「漢字たどり」をしているときの前頭前野(注3)の働きを、光トポグラフィー(注1)によって調べてみました(下の写真)。左右の大脳半球の前頭前野が活性化していることがわかります。このトレーニングブックの問題を解

漢字たどりをしているとき

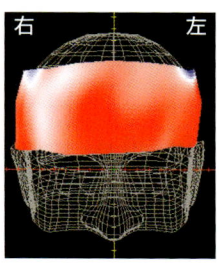
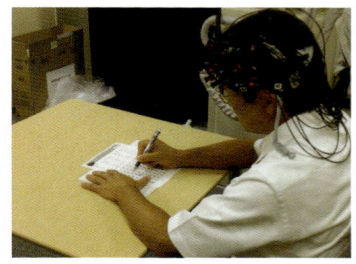

くことで、皆さんの前頭前野が活発に働くことが科学的に証明されています。

最新の脳科学に基づいた脳に最適なトレーニング方法

　図中の脳の画像は、いろいろな作業をしているときの脳の状態を脳機能イメージング装置(注1)で測定したものです。赤や黄色になっているところは、脳が働いている場所(脳の中で血液の流れが速いところ)で、赤から黄色になるにしたがってよりたくさん働いています。

　たとえば、「本を黙読しているとき」と「本を音読しているとき」をくらべると、「黙読しているとき」は、ものを見るときに働く**視覚野**、漢字の意味がしまわれている**下側頭回**、言葉の意味がしまわれている**角回**、そして声を出していないのに耳で聞いた話し言葉を理解するときに働く**ウェルニッケ野**が働いてい

注1■
脳機能イメージング装置
　人間の脳の働きを脳や体に害を与えることなく画像化する装置。磁気を用いた機能的MRIや近赤外光を用いた光トポグラフィーなどがある。

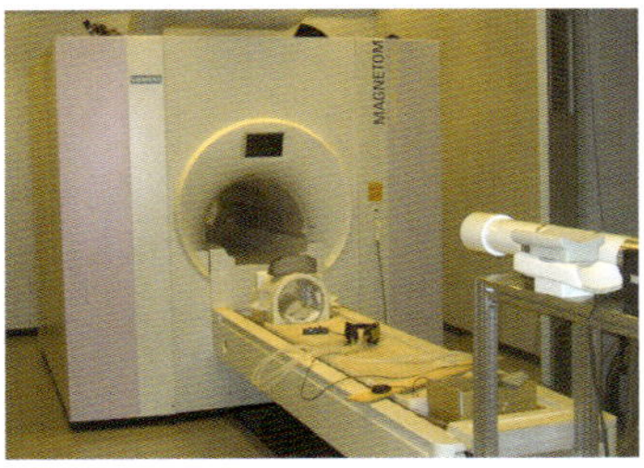

注2～5■
　人間の大脳は、前頭葉・頭頂葉・側頭葉・後頭葉の4つの部分に分かれている。前頭葉は運動の脳、頭頂葉は触覚の脳、側頭葉は聴覚の脳、後頭葉は視覚の脳といったように、それぞれの部分は異なった機能を持っている。
　前頭葉の大部分を占める前頭前野は、人間だけが特別に発達している部分であり、創造力、記憶力、コミュニケーション力、自制力などの源泉である。

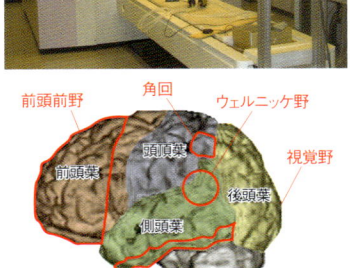

考えごとをしているときの脳

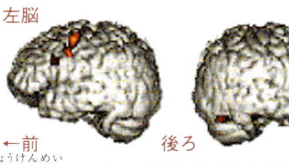

　考えごとを一生懸命している時の脳の働きを脳機能イメージング装置(注1)で測定したものです。脳が働いている場所に赤や黄色の色をつけてあります。左脳の前頭葉(注2)の前頭前野(注3)がわずかに働いています。

テレビを見ているときの脳

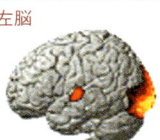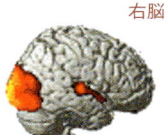

　テレビを見ている時の脳の働きを示しています。物を見る後頭葉(注4)と音を聞く側頭葉(注5)だけが、左右の脳で働いています。

漢字を書いているときの脳

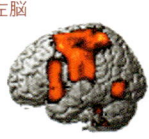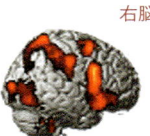

　漢字を書いているときの脳の働きを示しています。左右の脳の前頭前野が活発に働いていることがわかります。

本を黙読しているときの脳

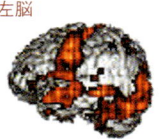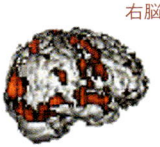

　本を黙読しているときの脳の働きを示しています。前頭前野を含む左右の脳の多くの領域が働いています。

本を音読しているときの脳

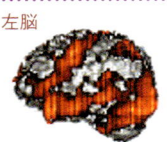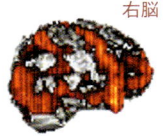

　本を音読しているときの脳の働きを示しています。黙読時よりもさらに多くの場所が左右の脳で働いています。前頭前野は音読スピードが速ければ速いほどたくさん働くこともわかっています。

す。また、脳の中で最も程度の高い働きをする**前頭前野**が左右の脳で働いています。「音読しているとき」を見ると、「黙読しているとき」と同じところが、より強く大きく働いています。音読することは、脳の多くの場所を活発に働かせ、前頭前野を鍛えることになります。

トレーニング後に記憶力が2割アップ

小学生を対象として、提示した言葉を2分間で何語覚えることができるかを測定してみました。小学生はふだんは平均8.3語を記憶することができます（成人では12.2語）。それが2分間の簡単な計算後には平均9.8語、2分間の音読後には平均10.1語記憶できるようになりました。計算や音読後に記憶力が2割以上アップしたのです。

事前に行った計算や音読により脳全体がウォーミングアップされ、ふだん以上の力を出せるようになったのです。（下1のグラフ）

1ヵ月のトレーニングで記憶力が12％向上

健康な成人9名（平均年齢39歳）を対象として、1ヶ月間、『計算ドリル』と同じ簡単な計算問題を毎日100問解いてもらいました。毎週末には、ドリルに掲載されているのと同じ言葉を覚えるテストを行ってもらい、記憶力の変化を調べました。トレーニングを行う前は、平均で12.2語の言葉を思いだす力を持っていました。トレーニングを開始して1ヶ月後には、平均で13.7語の言葉を思いだすことができるようになっていました。このような記憶力の向上の効果には、個人差がありますが、簡単な計算問題のトレーニングで、平均すると約12％も記憶力が向上したことになります。この記憶力のテストは、現役の大学生では、平均で約16語の言葉を思い出すことができます。計算のトレーニングによって、脳が若返っていくのではないかと考えられます。（下2のグラフ）

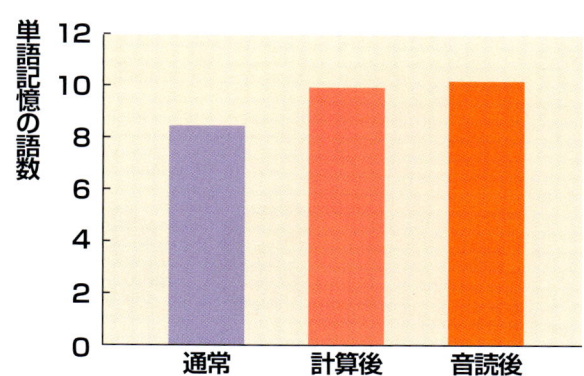

1 単語記憶の変化（小学生）

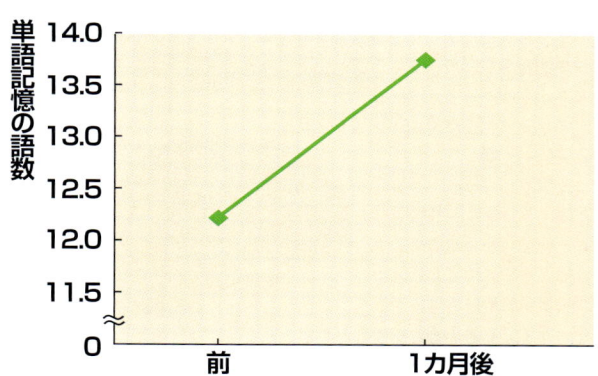

2 単語記憶の変化（成人）

読み・書き・計算で脳の老化を防止

年を重ねるにつれて、体力が低下するのと同様に、前頭葉機能（FABという検査で評価する、言葉を作り出したり、行動を抑制したり、指示にしたがって行動したりする能力）も低下していくことも明らかになっています。（下3のグラフ）

健常な高齢者を、初めの6ヵ月間に読み書き計算の学習をし、その後の6ヵ月間は学習をしないA群と、初めの6ヵ月は学習せずに、その後6ヵ月間に学習をするB群に分けて経過を観察しました。結果は、両群とも学習中のほうがFABの伸びが高く、MMSE（理解する力や判断する力などの認知力を調べるテスト）も現状維持か微増となりました。つまり、音読や簡単な計算によって脳機能が改善したのです。（右4のグラフ）

また、MMSEの得点が、正常値よりも下がってしまった、軽度認知障害が疑われる高齢者の90％以上の人が、半年間のトレーニングで、正常値に戻ることも証明されています。（右下5のグラフ）軽度認知障害の状態にな

3 FAB得点と年齢の関係

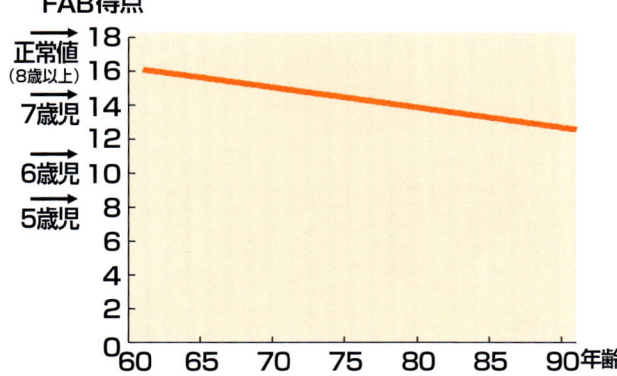

岐阜県H16・17年度「脳の健康教室」参加201名のデータ

＊1 脳の健康教室：高齢者が読み書き・計算を毎日の生活の中で習慣化することにより、認知症を予防し、脳の健康を維持する高齢者向けの学習教室。

＊2 FAB：言葉を作り出す力や行動を制御・抑制する力などの前頭葉機能を調べるテスト。

4「脳ウェルネス」*3 12カ月間の成果（仙台）

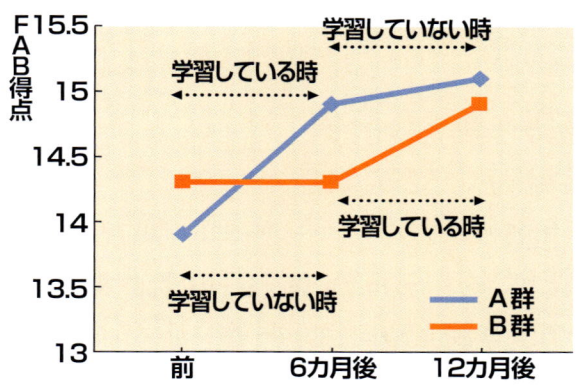

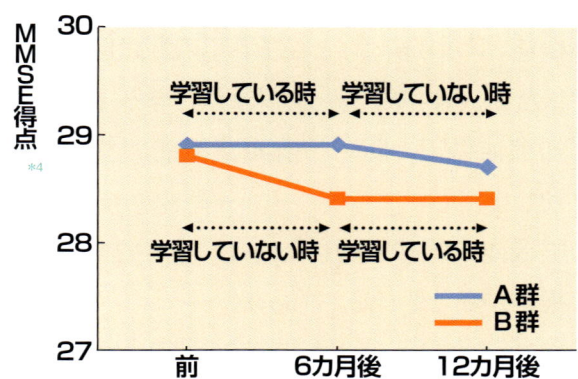

＊3 脳ウェルネス：宮城県仙台市と東北大学が共同で行う健康な高齢者の認知症予防を目指す研究プロジェクト。計算と音読を中心とした教材を、毎日学習することによって脳機能の保持、認知症の予防を目指している。

＊4 MMSE：理解する力や判断する力などの認知力を調べるテスト。

5「大垣健康道場」*5 6カ月間の成果

軽度認知障害疑い参加者の認知機能の変化

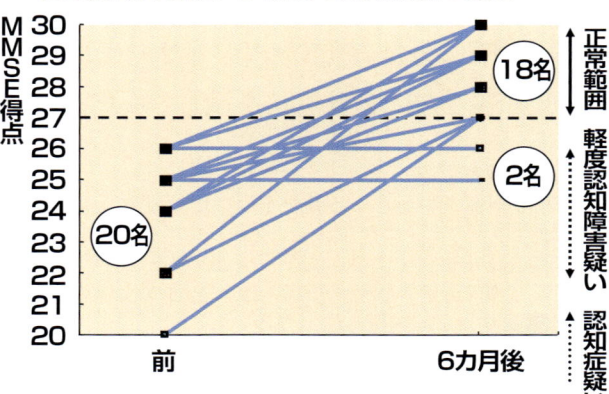

＊5 大垣健康道場：岐阜県大垣市で行われた「脳の健康教室」（＊1）。

ると、毎年約2割の人が認知症になるリスクが高い危険な状態から、元の状態に戻ることができたのです。

読み・書き・計算で認知症の症状改善

16名のアルツハイマー型認知症患者に、音読と書きを行う国語学習を1日10分、計算問題を行う算数学習を1日10分、週に2～5日行ってもらいました（学習療法**注6**）。学習を行わなかった人たち（対照群）は、認知機能・前頭葉機能（FAB検査）ともに半年の間に低下しましたが、学習を行った人たち（学習群）は認知機能低下の防止、前頭葉機能の改善に成功しました。アルツハイマー型認知症患者の脳機能改善に成功したのは、世界でもあまり報告がありません。（右**6**のグラフ）

認知症患者の行った音読や計算には、このトレーニングブックよりも、もっと易しい専用の教材を使用しました。学習療法の実際の現場では、認知症の方でも、すらすらと解ける難易度の教材を選んで使用しています。このトレーニングブックは、認知症の方にとって問題の難易度がやや高いため、学習療法に使用することはおすすめできません。

認知症の方に学習療法を試してみたい場合は、「脳を鍛える学習療法ドリル」シリーズ（くもん出版）**(注7)** を使ってください。

6 学習療法6カ月間の成果

DSM-IV[*6]にてアルツハイマー型認知症と診断された症例

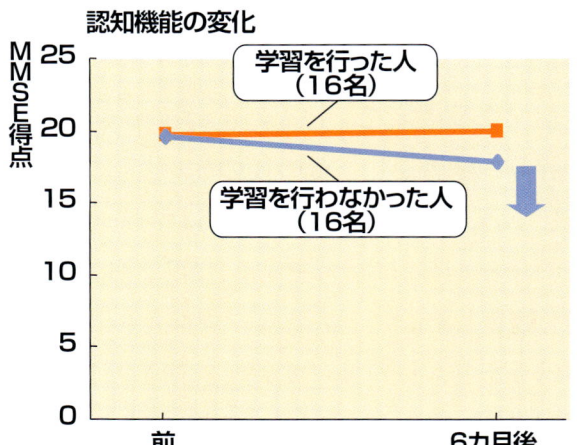

認知機能の変化

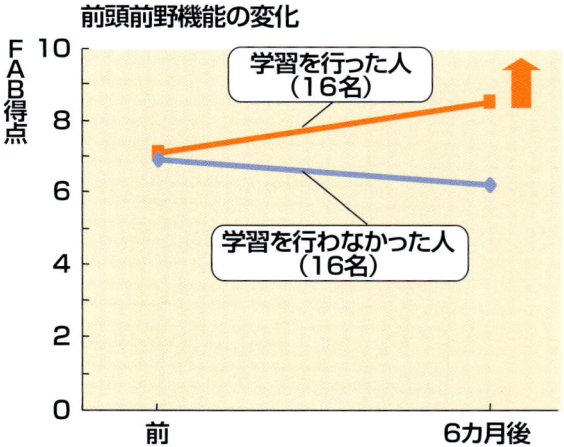

前頭前野機能の変化

*6 DSM-IV：アメリカ精神医学会が定めた診断基準。

注6■学習療法
音読と計算を中心とする教材を用いた学習を、学習者とスタッフがコミュニケーションを取りながら行うことで、学習者の認知機能やコミュニケーション機能、身辺自立機能などの前頭前野機能の維持・改善を図るものです。

注7■脳を鍛える学習療法ドリル
認知症の方のための学習療法体験版ドリル。
シリーズ計6冊。
読み書きA（軽めの方用）　　計算A
読み書きB（中程度の方用）　計算B
読み書きC（やや重めの方用）計算C

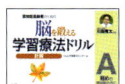

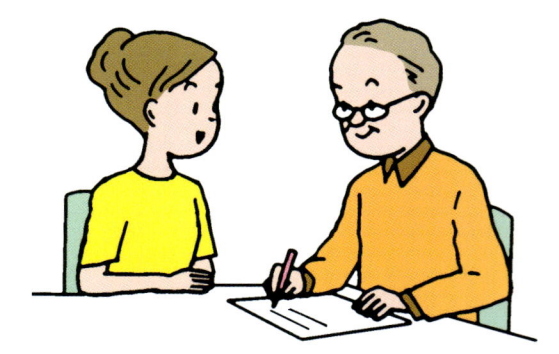

この本を使った脳のトレーニング方法

1 まずは現在の脳の働き具合をチェック

巻末の別冊1〜3ページの、3種類の前頭葉機能チェックを行い、現在の自分の脳の働き具合をチェックしておきましょう。（検査のやり方は5を見て下さい）

2 1日数分間のトレーニングを行います

トレーニングは継続することが大切です。トレーニングを行う時間は脳が最も活発に働く午前中が理想的です。食事をとってからトレーニングをしないと効果半減です。

多くの方が、トレーニングを午後や夜に行うと、朝行った場合よりも計算に時間がかかることを経験すると思います。なぜなら、午前中とその他の時間帯では、脳の働き具合が大きく異なるからです。日々のトレーニングによる計算能力の向上を体感するためには、できるだけ同じ時間に行うことをおすすめします。

3 トレーニングのコツ

1日表と裏の1枚を行います。表面は「今日の漢字」20文字を、下の表の中から探し出し、入口からゴールの漢字まで線でつなげていきます。上下左右は進めますが、ななめには進めません。入口からゴールまでかかった時間を

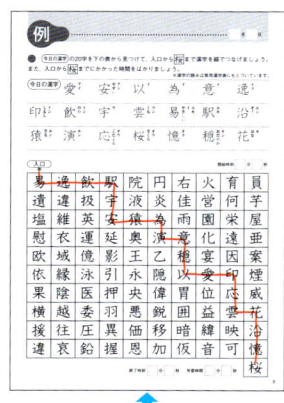

赤線のように、入口から最後の漢字まで線でつないでいきます。

計って、記録をつけましょう。先に漢字を覚えようとすることで、短期記憶の訓練になります。覚えるのが大変であれば、「今日の漢字」を見ながら探してもいいでしょう。当面の目標タイムの目安は1分30秒です。

裏面の書き取りは、時間を気にせずに行いましょう。問題は、表面の「今日の漢字」から出題されています。答えは、次の回の裏面にありますが、できれば辞書を使って調べるようにしましょう。

> **目標タイム**
> **金メダル（30秒）**：短期記憶力や文字の認識力が相当優れている人が到達可能なタイムです。神様レベルと言えるでしょう。
> **銀メダル（1分）**：一生懸命努力をするとこのレベルまでタイムを縮めることが可能です。短期記憶力や文字の認識に関しては誰にも負けないでしょう。天才レベルです。
> **銅メダル（1分30秒）**：誰でも努力をすればこのタイムに到達できます。このドリルを行う上での目標タイムです。秀才レベルと言えます。

4 週末には、脳の働き具合をチェック

本書は、毎週月〜金曜日の毎日トレーニングを行い、週末の土日のどちらかで前頭葉機能検査を行うように作ってあります。たとえば、土日もトレーニングを行いたい、仕事の都合などで週に3日しかトレーニングできないという方は、5回のトレーニングを行うごとに前頭葉機能検査を行います。そして、前頭葉機能検査の結果を巻末の表につけていくと、脳が若返っていく変化(注8)を自分で確認することができるでしょう。日をあけてトレーニングを行うと効果が見えにくい場合があります。できる限り続けてトレーニングを行いましょう。

注8■脳の若返り曲線

脳の働きは、トレーニング（学習）の最初は比較的良好に向上します。しかし、必ず壁に当たり、検査成績が伸び悩む時期があります。その間もあきらめずにトレーニングを続けると、次のつき抜け期がやってきて、急激に成績が伸びます。検査成績では、伸びが無い壁のような時期があっても、その間に脳は力をためて次の飛躍の準備をしていることを、忘れないでください。

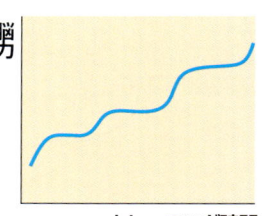

5 5回目ごとの前頭葉機能検査の行い方

前頭葉機能検査は、トレーニングを始める前に1回（別冊1〜3ページの「トレーニングを始める前の前頭葉機能チェック」）、その後は、トレーニングを5回行うごとに行います。また、どのテストも時間を計るので、秒まで計れる時計やストップウォッチを用意し、家族の方など他の人に時間を計測してもらうようにするといいでしょう。

●カウンティングテスト

1から120までの数字を声に出して、できるだけ速く順に数えて、その時間を計ります。必ず数字はきちんと発音するようにしましょう。左右の前頭前野の総合的な働きを評価します。また、カウンティングテストは数学の力とも相関していることがわかっています。45秒で中学生レベル、35秒で高校生レベル、25秒を切ると理系の大学生レベルです。目標タイムにして挑戦してみましょう。

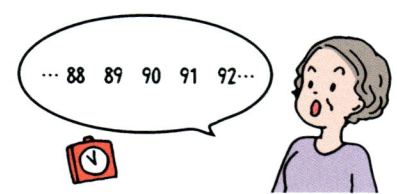

●単語記憶テスト

表にはひらがな3文字の単語が30個書いてあります。2分間でできるだけたくさん覚えます。2分間で覚えたら、紙を裏返し、次の2分間で単語を思い出しながら書き出します。2分間で何語正確に書き出せたかが点数になります。左脳の短期記憶をあつかう前頭前野の機能を見るテストです。

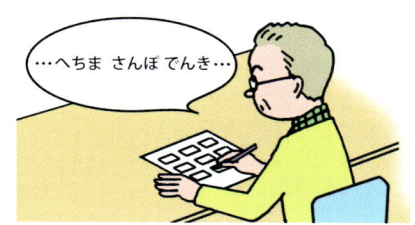

●ストループテスト（別冊4〜15ページ）

色がついた色の名前（あか、あお、きいろ、くろ）の表があります。中には書かれている文字とその色が一致していないものがあります。このテストでは、文字の色を順に声に出して、答えていきます。文字を読むのではありませんから注意してください。

まずは1行分の練習をしましょう。練習が終わったら、本番です。すべての文字の色を答え終わるまでの秒数を計り、記録します。ストループテストは、左右の前頭前野の総合的な働きを評価します。また、個人により速さが大きく異なるために、目標や基準の数値はありません。前週の自分の記録を目標にしましょう。

■読み方の例

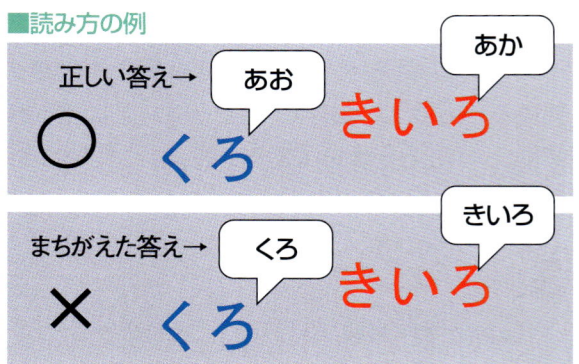

※まちがえたら、同じところを答え直しましょう。

6 本書を使い終わったら…

この本を終えた後も、日々計算を行う習慣を保つことが大切です。トレーニングをやめると脳機能は再びゆっくりと低下し始めます。是非最初からくり返し本書の計算を続けてください。また、同シリーズ『脳を鍛える大人の計算ドリル』や『脳を鍛える大人の音読ドリル』、姉妹編の『音読で脳を鍛える名文365日』にも挑戦してみてください。

第1日

※トレーニングを始める前に、別冊1～3ページの「前頭葉機能チェック」を行いましょう。

月　　日

● 今日の漢字 の20字を下の表から見つけて、入口から以まで漢字を線でつなげましょう。
また、入口から以までにかかった時間をはかりましょう。

※漢字の読みは常用漢字表にもとづいています。

今日の漢字

亜(ア)	哀(アイ/あわれ/あわれむ)	愛(アイ)	悪(オ/わるい)	握(アク/にぎる)	圧(アツ)
扱(あつかう)	安(アン/やすい)	案(アン)	暗(アン/くらい)	以(イ)	衣(イ/ころも)	位(イ/くらい)
囲(イ/かこむ)	医(イ)	依(イ/エ)	委(イ/ゆだねる)	威(イ)	胃(イ)	為(イ)

入口 ↓

開始時刻　分　秒

威	胃	衣	哀	易	育	羽	芋	院	右
遺	駅	移	亜	医	握	愛	延	印	運
益	逸	往	沿	緯	園	扱	遠	越	永
員	雲	屋	違	液	火	依	飲	偉	奥
栄	桜	佳	円	雨	炎	委	乙	何	宴
因	影	加	異	宇	央	安	圧	慰	営
横	維	押	果	煙	陰	演	悪	案	塩
鋭	鉛	域	隠	応	猿	引	映	暗	仮
価	花	援	英	泳	縁	化	王	位	穏
欧	恩	意	億	憶	違	音	可	囲	為
									以

終了時刻　分　秒　　所要時間　分　秒

第1日 漢字の書き取り──「今日の漢字」より

次の──線のカタカナを漢字になおしましょう。

正答率 /20

1. 取りアツかい説明書。
2. アン内所でたずねる。
3. イ厳に満ちた態度。
4. 犯罪行イ。
5. イ食住は重要なことだ。
6. 母のアイ情。
7. 香港はアネ熱帯気候だ。
8. 気アツが高い。
9. イ学の進歩はめざましい。
10. クラい場所には気をつける。
11. 背中にアイ愁を感じる。
12. イカメラで検査する。
13. マラソンで第一イになった。
14. アン全第一。
15. 学級イ員になった。
16. 風邪をひいたようで、オ寒がする。
17. 探偵にイ頼する。
18. 仲直りのアク手をする。
19. 60歳イ上はシルバー料金です。
20. 警察が包イしている。

第2日

今日の漢字 の20字を下の表から見つけて，入口から 異 まで漢字を線でつなげましょう。
また，入口から 異 までにかかった時間をはかりましょう。

今日の漢字

異(こと/イ)　移(うつる/うつす/イ)　偉(えらい/イ)　意(イ)　違(ちがう/ちがえる/イ)　維(イ)
慰(なぐさめる/なぐさむ/イ)　遺(ユイ/イ)　緯(イ)　域(イキ)　育(そだつ/そだてる/はぐくむ/イク)　逸(イツ)　芋(いも)
引(ひく/ひける/イン)　印(しるし/イン)　因(よる/イン)　員(イン)　院(イン)　陰(かげ/かげる/イン)　飲(のむ/イン)

入口 →

開始時刻 ___分 ___秒

逸	亜	易	羽	可	益	永	右	囲	円
因	暗	往	沿	雲	威	影	化	加	仮
遺	意	以	猿	営	欧	安	鉛	央	奥
位	慰	映	哀	運	花	恩	園	遠	炎
泳	緯	圧	案	握	演	王	宇	億	英
依	維	引	委	雨	胃	価	衣	栄	縁
屋	悪	偉	院	移	飲	違	隠	鋭	為
何	援	果	火	宴	扱	育	医	応	塩
液	佳	越	鉛	桜	愛	域	員	印	芋
横	音	駅	押	憶	延	穏	煙	乙	陰

異

終了時刻 ___分 ___秒　所要時間 ___分 ___秒

第2日 漢字の書き取り ──「今日の漢字」より

次の──線のカタカナを漢字になおしましょう。

正答率 /20

1. 繊イ業界。
2. この地イキは安全である。
3. 交通イ反。
4. 地図にシルシをつける。
5. 満インの電車。
6. 母にナグサめられた。
7. 水をノむ。
8. 焼きイモが好物だ。
9. 立場をコトにする。
10. 北極点は北イ90度。
11. 病インに行く。
12. イ味のない話。
13. イツ話を持つつわもの。
14. 光イン矢のごとし。
15. 忘れ物はイ失物案内所にある。
16. イン果応報。
17. 綱ヒきで勝った。
18. ウツり変わりが激しい。
19. 寝る子はソダつ。
20. 会社で一番エラい人は誰だ。

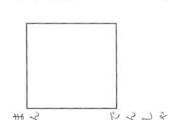

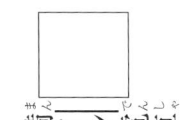

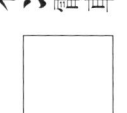

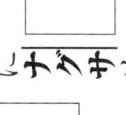

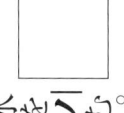

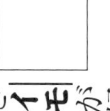

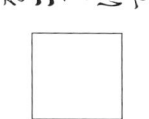

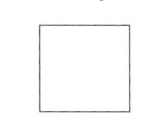

答え ①扱 ②案 ③威 ④為 ⑤衣 ⑥愛 ⑦亜 ⑧圧 ⑨医 ⑩暗 ⑪哀 ⑫胃 ⑬位 ⑭安 ⑮委 ⑯悪 ⑰依 ⑱握 ⑲以 ⑳囲

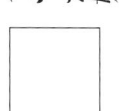

第 3 日

月　日

今日の漢字の20字を下の表から見つけて，入口から英まで漢字を線でつなげましょう。
また，入口から英までにかかった時間をはかりましょう。

今日の漢字

隠(イン/かくれる/かくす)	右(ユウ/みぎ)	宇(ウ)	羽(ウ/は/はね)	雨(ウ/あめ/あま)	運(ウン/はこぶ)
雲(ウン/くも)	永(エイ/ながい)	泳(エイ/およぐ)	英(エイ)	映(エイ/うつる/うつす/はえる)	栄(エイ/さかえる/はえ/はえる)	営(エイ/いとなむ)
影(エイ/かげ)	鋭(エイ/するどい)	易(エキ/イ/やさしい)	益(エキ/ヤク)	液(エキ)	駅(エキ)	越(エツ/こす/こえる)

入口 ↓　　　　　　　　　　　　　　　　　　　開始時刻 　分　 秒

栄	愛	偉	為	加	圧	奥	依	委	穏
宇	逸	価	桜	延	王	医	育	以	往
泳	位	意	印	憶	屋	威	炎	慰	沿
右	隠	雨	映	案	火	移	億	猿	鉛
果	塩	安	羽	引	仮	陰	亜	園	因
育	違	緯	雲	益	円	演	乙	応	遺
暗	衣	院	煙	駅	芋	押	横	員	扱
飲	可	遠	握	越	易	援	維	域	囲
花	宴	恩	異	央	永	鋭	液	影	運
哀	悪	欧	縁	佳	音	何	胃	化	営
									英

終了時刻　分　秒　　所要時間　分　秒

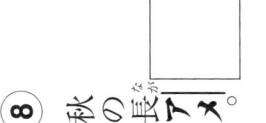

第3日 漢字の書き取り──「今日の漢字」より

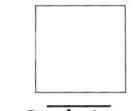

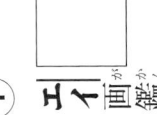

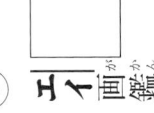

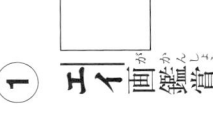

次の──線のカタカナを漢字になおしましょう。

正答率 　/20

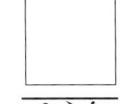

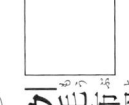

① **エイ**画鑑賞。
② 最寄りの**エキ**までの距離。
③ **ワ**毛布団は暖かい。
④ **スルド**い刃物。
⑤ 年**コ**しそば。
⑥ 忍者は姿を**カク**す。
⑦ **エイ**業時間が長い。
⑧ 秋の長**アメ**。
⑨ 利**エキ**を得る。
⑩ **ウ**往左往。

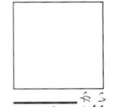

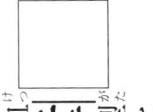

⑪ 血**エキ**型を調べる。
⑫ **ワン**海を見下ろす。
⑬ **エキ**者に手相を見てもらう。
⑭ 夢は**ウ**宙飛行士になること。
⑮ 親の**エイ**響を受ける。
⑯ 荷物を**ハコ**ぶ。
⑰ **エイ**養満点の食事。
⑱ **エイ**遠の愛。
⑲ **エイ**語を学習する。
⑳ 水**エイ**選手。

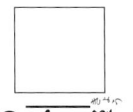

第2日 ① 維 ② 域 ③ 遠 ④ 印 ⑤ 員 ⑥ 慰 ⑦ 飲 ⑧ 芋 ⑨ 異 ⑩ 緯 ⑪ 院 ⑫ 意 ⑬ 逸 ⑭ 陰 ⑮ 遺 ⑯ 因 ⑰ 引 ⑱ 移 ⑲ 育 ⑳ 偉

答えは16ページにあります。

第4日

今日の漢字 の20字を下の表から見つけて、入口から 煙 まで漢字を線でつなげましょう。
また、入口から 煙 までにかかった時間をはかりましょう。

今日の漢字：円(エン・まるい)　延(エン・のばす・のびる・のべる)　沿(エン・そう)　炎(エン・ほのお)　宴(エン)　援(エン)　園(エン・その)　煙(エン・けむり・けむる・けむい)　猿(エン・さる)　遠(エン・オン・とおい)　鉛(エン・なまり)　塩(エン・しお)　演(エン)　縁(エン・ふち)　王(オウ)　央(オウ)　応(オウ・こたえる)　往(オウ)　押(オウ・おす・おさえる)　欧(オウ)

開始時刻 ◯分 ◯秒

延	偉	囲	圧	印	雨	桜	緯	以	暗
押	塩	園	胃	泳	域	価	引	安	憶
威	映	王	応	往	縁	益	育	遺	違
移	院	衣	穏	亜	炎	員	奥	悪	羽
握	加	芋	屋	栄	猿	哀	化	宇	運
維	越	影	右	横	円	英	隠	花	佳
何	恩	億	逸	火	欧	沿	音	鋭	愛
易	雲	仮	扱	乙	依	宴	演	可	異
因	意	憶	為	液	位	医	央	果	営
委	案	駅	陰	飲	永	慰	鉛	遠	援
									煙

終了時刻 ◯分 ◯秒　所要時間 ◯分 ◯秒

第4日 漢字の書き取り ――「今日の漢字」より

次の――線のカタカナを漢字になおしましょう。

正答率 /20

1. 秘密の花ゾノ。
2. エン筆で書く。
3. 降車ボタンをオす。
4. 線香のケムリ。
5. エン側に座る。
6. 川ゾいの家。
7. エン熟の域。
8. 選手に声エンを送る。
9. 道路の中オウ分離帯。
10. シオ辛いせんべい。
11. 大統領の来日がエン期になった。
12. 犬エンの仲。
13. オウ米諸国。
14. エン近感がなくなる。
15. オウ復切符。
16. ホノオが上がる。
17. オウ用問題を解く。
18. エン会が大好きだった。
19. 講エン会にいく。
20. 裸のオウ様。

第3日 ①映 ②駅 ③羽 ④鋭 ⑤越 ⑥隠 ⑦営 ⑧雨 ⑨益 ⑩右 ⑪液 ⑫雲 ⑬易 ⑭宇 ⑮影 ⑯運 ⑰栄 ⑱永 ⑲英 ⑳泳

第5日

今日の漢字の20字を下の表から見つけて、入口から価まで漢字を線でつなげましょう。また、入口から価までにかかった時間をはかりましょう。

今日の漢字

桜（さくら／オウ）　奥（おく／オウ）　横（よこ／オウ）　屋（や／オク）　億（オク）　憶（オク）
乙（オツ）　音（ね／おと／イン／オン）　恩（オン）　穏（おだやか／オン）　化（ばける／ばかす／ケ／カ）　火（ひ／ほ／カ）　加（くわえる／くわわる／カ）
可（カ）　仮（かり／ケ／カ）　何（なに／なん／カ）　花（はな／カ）　佳（カ）　価（あたい／カ）　果（はて／はてる／はたす／カ）

入口

佳	遺	違	医	遠	宇	往	慰	易	圧
可	恩	為	駅	悪	偉	益	雲	演	育
永	化	英	雨	意	愛	員	園	哀	因
沿	乙	亜	猿	羽	安	威	位	移	映
鋭	億	屋	影	炎	囲	胃	逸	右	委
域	円	桜	火	憶	芋	院	栄	延	維
煙	依	宴	緯	穏	奥	仮	縁	応	運
悪	央	飲	案	鉛	異	何	隠	以	援
暗	偉	衣	引	王	営	横	花	加	果
塩	印	越	陰	泳	欧	押	液	扱	音
									価

開始時刻　　分　　秒

終了時刻　　分　　秒　　所要時間　　分　　秒

第5日 漢字の書き取り ――「今日の漢字」より

次の――線のカタカナを漢字になおしましょう。

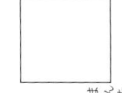

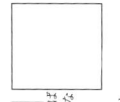

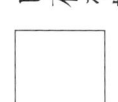

正答率 　/20

① 虫の**ネ**を聞く。

② 戸棚の**オク**に隠す。

③ 作品を評**カ**する。

④ **オク**万長者。

⑤ **ヒ**花を散らす。

⑥ **ケ**病を使う。

⑦ **サクラ**餅を食べる。

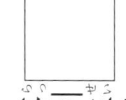

⑧ 落**カ**生はピーナッツのことだ。

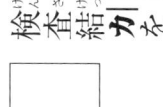

⑨ 検査結**カ**を聞く。

⑩ **カ**作に入選した。

⑪ 縦**オウ**無尽。

⑫ 「おぬし、**ワル**者だ!」

⑬ 謝**オン**セール。

⑭ 駐車許**カ**証を得る。

⑮ 記**オク**力を高める。

⑯ 仲間に**クワ**わる。

⑰ **オダ**やかな性格。

⑱ お**バ**けが出そうな家。

⑲ 八百**ヤ**の店先。

⑳ 甲**オツ**つけがたい。

第4日 ①園 ②鉛 ③押 ④煙 ⑤縁 ⑥沿 ⑦円 ⑧援 ⑨央 ⑩塩 ⑪延 ⑫猿 ⑬欧 ⑭遠 ⑮往 ⑯炎 ⑰応 ⑱宴 ⑲演 ⑳王

第 1 週　前頭葉機能検査　………………… ▢月 ▢日

Ⅰ カウンティングテスト

1から120までを声に出してできるだけ早く数えます。数え終わるまでにかかった時間を計りましょう。

▢ 秒

Ⅱ 単語記憶テスト

まず、次のことばを、**2分間**で、できるだけたくさん覚えます。

げんき	ようじ	きいろ	さしず	ことり	おもて
かばん	らくだ	こんぶ	ふしぎ	ねばり	だんろ
ことば	どうろ	おんど	だいず	かてい	ろうか
あぶら	でんき	つくえ	ひづめ	いずみ	おんぱ
すうじ	りりく	ひだり	こども	けむし	むすめ

覚えたことばを、裏のページの解答用紙にできるだけたくさん書きます。**2分間**で、覚えたことばを、いくつ思い出すことができますか？

第1週

Ⅱ　覚えたことばを、2分間で□に書きましょう。

単語記憶テスト解答欄

正答数　□語

Ⅲ　別冊4ページの「**ストループテスト**」も忘れずに行いましょう。

第6日

月　日

今日の漢字の20字を下の表から見つけて、入口から[課]まで漢字を線でつなげましょう。また、入口から[課]までにかかった時間をはかりましょう。

今日の漢字

河（かわ・カ）　科（カ）　架（かける・カ）　夏（なつ・ゲ・カ）　家（や・いえ・ケ・カ）　荷（に・カ）

華（はな・ケ・カ）　菓（カ）　貨（カ）　渦（うず・カ）　嫁（とつぐ・よめ・カ）　靴（くつ・カ）　歌（うたう・カ）

課（カ）　我（われ・わ・ガ）　画（カク・ガ）　芽（め・ガ）　回（まわる・まわす・エ・カイ）　灰（はい・カイ）　会（あう・エ・カイ）

開始時刻　　分　　秒

入口 ↓

会	巻	角	械	貝	岳	楽	慣	輝	期
回	気	壊	界	株	感	街	吉	漢	階
科	旧	汗	学	顔	器	覚	岩	肝	甘
嫁	快	眼	幹	逆	議	完	寒	怪	弓
芽	渦	歌	河	画	貨	菓	各	急	危
願	客	宮	疑	休	記	家	刊	起	菊
期	管	級	技	季	貫	架	靴	官	岸
喜	義	丘	関	缶	核	求	我	絵	額
勧	活	帰	乾	改	害	久	灰	夏	海
確	閣	間	革	皆	干	丸	机	華	荷
									課

終了時刻　　分　　秒　　所要時間　　分　　秒

第6日 漢字の書き取り ――「今日の漢字」より

次の――線のカタカナを漢字になおしましょう。

正答率 /20

1. **カ**川敷を散歩する。
2. 重い**ニ**物を運ぶ。
3. 好きな**カ**目は国語だ。
4. 自動販売機に硬**カ**を入れる。
5. 美しい**ウタ**声。
6. 濁流が**ウズ**巻く。
7. まいた種から**メ**が出る。
8. ラジオ体操を日**カ**にしている。
9. パーティー会場は**ハナ**やかだ。
10. 隣に**カイ**覧板を持っていく。
11. お**カ**子を食べる。
12. その道の大**カ**に話を聞く。
13. 旧友と再**カイ**する。
14. **カ**期休暇をとる。
15. **カ**流でやってみる。
16. 責任を転**カ**する。
17. **カ**空の話。
18. **ハイ**色の雲がたれこめる。
19. **クツ**下をはく。
20. **カツ**期的な発明。

第5日 ①音 ②奥 ③価 ④億 ⑤火 ⑥仮 ⑦桜 ⑧花 ⑨果 ⑩佳 ⑪横 ⑫何 ⑬恩 ⑭可 ⑮億 ⑯加 ⑰穏 ⑱化 ⑲屋 ⑳乙

答えは24ページにあります

第7日

今日の漢字の20字を下の表から見つけて、入口から核まで漢字を線でつなげましょう。また、入口から核までにかかった時間をはかりましょう。

今日の漢字

快(カイ/こころよい)	改(カイ/あらためる・あらたまる)	怪(カイ/あやしい・あやしむ)	海(カイ/うみ)	械(カイ)	皆(カイ/みな)
界(カイ)	絵(エ/カイ)	階(カイ)	壊(カイ/こわす・こわれる)	貝(かい)	害(ガイ)	街(ガイ/まち)
各(カク/おのおの)	角(カク/かど・つの)	革(カク/かわ)	核(カク)	覚(カク/おぼえる・さます・さめる)	閣(カク)	確(カク/たしか・たしかめる)

開始時刻　　分　　秒

害	我	官	貨	菓	完	求	干	荷	靴
各	汗	岩	課	刊	架	願	華	株	学
絵	会	丘	甘	岸	楽	久	芽	関	幹
階	皆	快	机	危	漢	丸	貫	逆	期
渦	勧	角	海	革	確	界	記	休	嫁
巻	気	級	吉	弓	輝	械	議	顔	画
願	客	喜	技	急	菊	怪	器	缶	乾
眼	義	間	慣	帰	起	街	閣	河	季
旧	管	夏	額	肝	寒	感	貝	科	疑
宮	活	家	灰	歌	回	岳	改	壊	覚
									核

終了時刻　　分　　秒　　所要時間　　分　　秒

第7日 漢字の書き取り ──「今日の漢字」より

次の──線のカタカナを漢字になおしましょう。

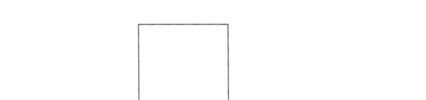

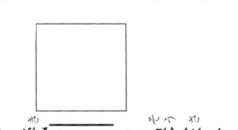

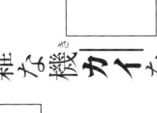

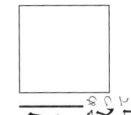

正答率 　/20

1. 委員会のショに意見を聞く。
2. 複雑な機カイを操作する。
3. カイ滅的な被害をこうむる。
4. 商店ガイに買い物にいく。
5. 発明品にカイ良をくわえる。
6. ココロヨい風がふく。
7. 浜辺でカイ殻を拾う。
8. カツ国の首脳が集まる。
9. しっかりとカク認する。
10. 旅行先からエ葉書を送る。
11. 世カイ中を旅する。
12. 内カク総理大臣。
13. カク命記念日を祝う。
14. ウミに遊びにいく。
15. 事件のカク心に迫る。
16. カドを削ってまるくする。
17. 災ガイに備える。
18. 鳥の声で目をサます。
19. カイ下の住人にあいさつをする。
20. カイ奇現象を体験する。

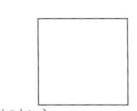

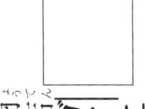

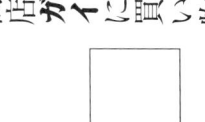

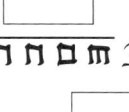

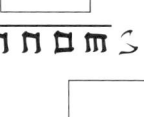

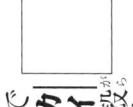

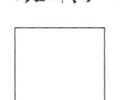

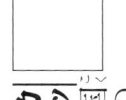

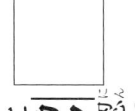

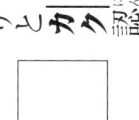

答えは26ページにあります

① 河 ② 荷 ③ 科 ④ 貨 ⑤ 歌 ⑥ 渦 ⑦ 芽 ⑧ 課 ⑨ 華 ⑩ 回 ⑪ 菓 ⑫ 家 ⑬ 会 ⑭ 夏 ⑮ 我 ⑯ 嫁 ⑰ 架 ⑱ 灰 ⑲ 靴 ⑳ 画

第 8 日

今日の漢字の20字を下の表から見つけて、入口から干まで漢字を線でつなげましょう。また、入口から干までにかかった時間をはかりましょう。

今日の漢字

学 ガク／まなぶ	岳 ガク／たけ	楽 ガク／ラク／たのしい／たのしむ	額 ガク／ひたい	活 カツ	株 かぶ
干 カン／ひる／ほす	刊 カン	甘 カン／あまい／あまえる／あまやかす	汗 カン／あせ	缶 カン	完 カン	肝 カン／きも
官 カン	巻 カン／まく	乾 カン／かわく／かわかす	貫 カン／つらぬく	寒 カン／さむい	間 カン／ケン／あいだ・ま	勧 カン／すすめる

入口 ↓

刊	角	渦	架	怪	華	靴	皆	嫁	荷
間	気	夏	課	漢	科	改	記	貝	員
缶	宮	海	各	輝	菓	感	求	関	家
勧	完	学	官	岳	街	丸	休	革	逆
家	旧	慣	帰	貫	乾	活	株	額	河
械	眼	技	級	菊	危	器	季	巻	界
管	壊	吉	丘	起	急	議	害	肝	疑
義	我	岩	机	覚	弓	久	画	楽	汗
客	会	閣	階	回	岸	願	快	顔	甘
喜	確	灰	貨	歌	絵	核	幹	期	寒
									干

第8日 漢字の書き取り──「今日の漢字」より

月　日

● 次の──線のカタカナを漢字になおしましょう。

正答率　/20

1. **サム**いのは苦手だ。
2. 何事にも辛抱が**カン**要だ。
3. 冬は空気が**カン**燥する。
4. 約束の時**カン**を守る。
5. 銃弾が**カン**通する。
6. 写真を**ガク**に入れて飾る。
7. 自然の景色を**タン**しむ。
8. 建設中だったビルが**カン**成する。
9. 洗濯物を**ホ**す。
10. 書店で新**カン**の本を買う。
11. 全集の第四**カン**を買う。
12. **ア**やかしすぎは良くない。
13. **カン**動報告書を提出する。
14. 折れ線グラフを**マナ**ぶ。
15. 新聞購読の**カン**誘をされる。
16. 切り**カブ**に腰かける。
17. 暑くて**アセ**がとまらない。
18. 空き**カン**をリサイクルする。
19. 教**カン**に厳しく指導される。
20. 山**ガク**救助隊にあこがれる。

第7日　(1)皆　(2)械　(3)壊　(4)街　(5)改　(6)快　(7)貝　(8)各　(9)確　(10)絵　(11)界　(12)閣　(13)革　(14)海　(15)核　(16)角　(17)害　(18)覚　(19)階　(20)怪

答えは28ページにあります

第9日

今日の漢字の20字を下の表から見つけて、入口から管まで漢字を線でつなげましょう。また、入口から管までにかかった時間をはかりましょう。

今日の漢字

幹(みき/カン)	感(カン)	漢(カン)	慣(なれる/カン)	管(くだ/カン)	関(かかわる/カン)
丸(まるい/まるめる/ガン)	岸(きし/ガン)	岩(いわ/ガン)	眼(まなこ/ゲン/ガン)	顔(かお/ガン)	願(ねがう/ガン)	危(あぶない/あやうい/あやぶむ/キ)
机(つくえ/キ)	気(キ/ケ)	季(キ)	記(しるす/キ)	起(おこる/おきる/おこす/キ)	帰(かえる/かえす/キ)	喜(よろこぶ/キ)

入口

開始時刻 　分　秒

起	会	夏	各	輝	肝	求	華	久	疑
丸	壊	海	官	楽	菊	貫	干	界	貝
漢	帰	幹	眼	絵	覚	核	皆	画	逆
確	我	額	感	顔	回	芽	靴	学	荷
勧	汗	技	丘	慣	刊	科	害	義	株
客	旧	吉	級	記	街	改	完	乾	革
義	宮	甘	間	気	危	岳	議	期	嫁
活	巻	階	閣	怪	季	岩	関	快	缶
械	角	貨	灰	歌	寒	器	喜	河	休
家	渦	課	架	菓	弓	急	岸	願	机
									管

終了時刻 　分　秒　　所要時間 　分　秒

第9日 漢字の書き取り ――「今日の漢字」より

次の――線のカタカナを漢字になおしましょう。

正答率 　/20

1. 新**カン**線に乗る。
2. **カン**字の成り立ちを調べる。
3. 過ごしやすい**キ**候になる。
4. 日本には四**キ**がある。
5. **ガン**科で視力の検査をする。
6. **キ**承転結で結ぶ。
7. 合宿から**キ**宅する。
8. 個人情報を**カン**理する。
9. お彼**ガン**のお参りに行く。
10. ボールが**ガン**面に当たる。
11. 日**キ**をつける。
12. 複雑な人間**カン**係。
13. 宝くじが当たって大**ヨロコ**びする。
14. 必勝を祈**ガン**する。
15. **カン**想文を書く。
16. 新しい環境に**ナ**れる。
17. **キ**上の空論。
18. **キ**険な行為をしてはいけない。
19. 猫が縁側で**マル**くなる。
20. 大きな**イワ**によじ登る。

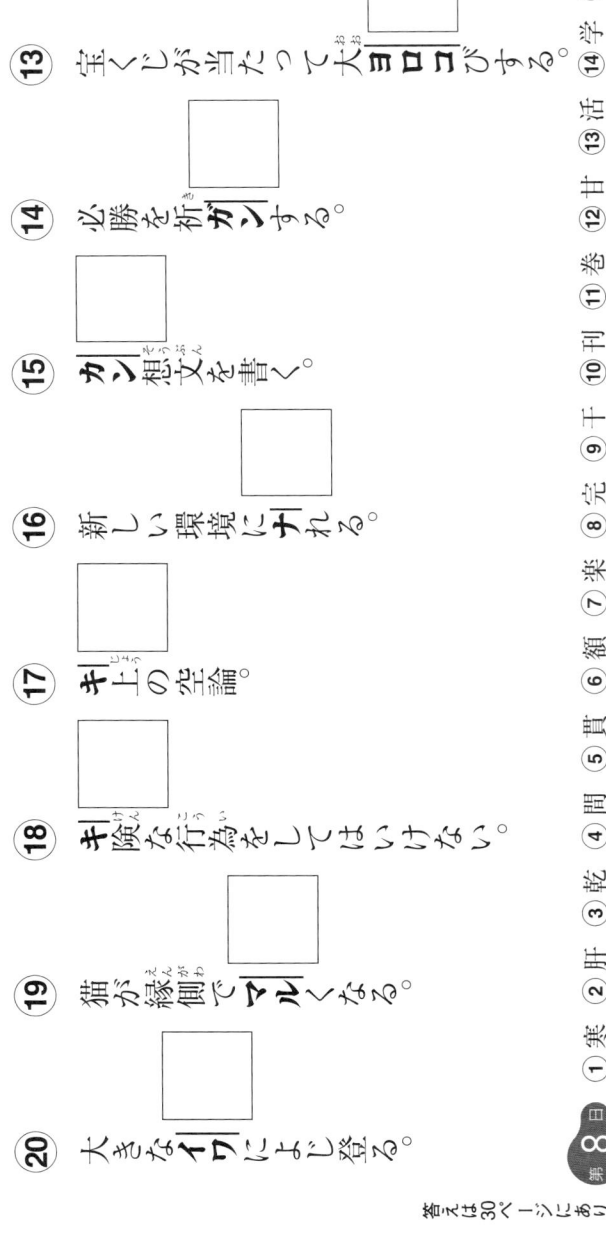

第8日 ① 寒 ② 肝 ③ 乾 ④ 間 ⑤ 貫 ⑥ 額 ⑦ 楽 ⑧ 完 ⑨ 干 ⑩ 刊 ⑪ 巻 ⑫ 甘 ⑬ 活 ⑭ 字 ⑮ 勧 ⑯ 株 ⑰ 汗 ⑱ 缶 ⑲ 官 ⑳ 岳

第10日

今日の漢字の20字を下の表から見つけて、入口から菊まで漢字を線でつなげましょう。また、入口から菊までにかかった時間をはかりましょう。

今日の漢字

期(ゴキ)	器(うつわ)	輝(かがやく)	技(わざ)	義(ギ)	疑(うたがう)
議(ギ)	菊(キク)	吉(キチ)	客(キャク)	逆(ギャク/さからう)	久(キュウ/ひさしい)	弓(キュウ/ゆみ)
丘(キュウ/おか)	旧(キュウ)	休(キュウ/やすむ/やすまる/やすめる)	求(キュウ/もとめる)	急(キュウ/いそぐ)	級(キュウ)	宮(キュウ/グウ/クウ/みや)

開始時刻 □分 □秒

技	管	机	甘	菓	刊	漢	岳	改	河
求	会	課	岩	危	肝	記	感	科	快
旧	械	各	官	起	絵	楽	干	嫁	学
疑	眼	活	階	街	回	怪	皆	貝	幹
義	急	吉	貨	歌	覚	架	靴	缶	季
渦	我	久	灰	夏	岸	芽	害	顔	乾
角	感	級	宮	海	寒	核	完	関	革
巻	喜	帰	輝	丘	客	貫	丸	株	画
気	家	勧	閣	額	期	休	議	弓	荷
壊	汗	確	間	慣	願	華	界	器	逆
									菊

終了時刻 □分 □秒 所要時間 □分 □秒

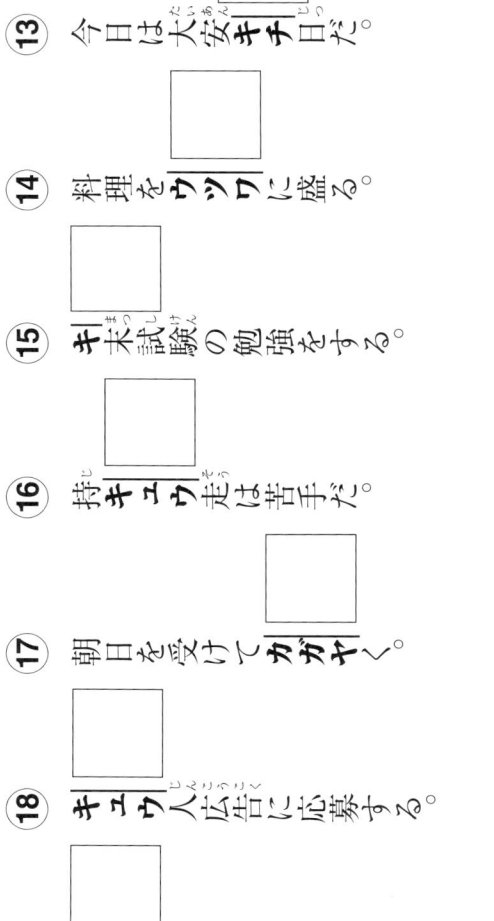

第10日 漢字の書き取り ——「今日の漢字」より

次の——線のカタカナを漢字になおしましょう。

正答率 /20

1. **ジュン**風をついて出港する。
2. **ジャク**間に通される。
3. 学校へ**イソ**ぐ。
4. **キュウ**廷音楽を聞く。
5. **ウタガ**いが晴れる。
6. 学**キュウ**委員長になる。
7. **ギ**論が白熱する。
8. **キュウ**式の車を運転する。
9. **キュウ**道の道場に通う。
10. 明日は**キュウ**日だ。
11. **オカ**の上にある公園。
12. **キク**の花を育てる。
13. 今日は大安**キチ**日だ。
14. 料理を**ウツワ**に盛る。
15. **キ**末試験の勉強をする。
16. 持**キュウ**走は苦手だ。
17. 朝日を受けて**カガヤ**く。
18. **キュウ**人広告に応募する。
19. **ワキ**をみがく。
20. 正**ギ**をつらぬく。

第9日 ① 幹 ② 漢 ③ 気 ④ 季 ⑤ 眼 ⑥ 起 ⑦ 帰 ⑧ 管 ⑨ 岸 ⑩ 願 ⑪ 記 ⑫ 関 ⑬ 喜 ⑭ 願 ⑮ 感 ⑯ 慣 ⑰ 机 ⑱ 危 ⑲ 丸 ⑳ 岩

答えは34ページにあります。

第 2 週　前頭葉機能検査　　　　　　　　　　　　　　　　□月□日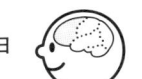

Ⅰ カウンティングテスト

1から120までを声に出してできるだけ早く数えます。数え終わるまでにかかった時間を計りましょう。

　　　　　　　　　　　　　　　　　　　　　　　　　　　□ 秒

Ⅱ 単語記憶テスト

まず、次のことばを、**2分間**で、できるだけたくさん覚えます。

おわり	かきね	れんげ	やなぎ	えがお	おかし
みやげ	はがき	おどり	ながめ	おうじ	たらい
おんな	ぜんご	ぶどう	ひみつ	ぼうし	とけい
れんが	むかで	つがい	おなか	さとう	しずく
おばけ	となり	こよみ	くもり	こかげ	はなび

覚えたことばを、裏のページの解答用紙にできるだけたくさん書きます。
2分間で、覚えたことばを、いくつ思い出すことができますか？

第 2 週

II 覚えたことばを、2分間で ☐ に書きましょう。

単語記憶テスト解答欄

正答数 ☐ 語

☐	☐	☐
☐	☐	☐
☐	☐	☐
☐	☐	☐
☐	☐	☐
☐	☐	☐
☐	☐	☐
☐	☐	☐
☐	☐	☐
☐	☐	☐

III 別冊5ページの「**ストループテスト**」も忘れずに行いましょう。

第11日

今日の漢字の20字を下の表から見つけて、入口から 許 まで漢字を線でつなげましょう。
また、入口から 許 までにかかった時間をはかりましょう。

今日の漢字

救 すくう キュウ	球 たま キュウ	給 キュウ	牛 うし ギュウ	去 さる キョ コ	巨 キョ
居 いる キョ	挙 あがる あげる キョ	許 ゆるす キョ	魚 さかな ギョ	漁 リョウ ギョ	共 とも キョウ	京 ケイ キョウ
供 そなえる とも ク キョウ	協 キョウ	胸 むな むね キョウ	教 おしえる おそわる キョウ	境 さかい ケイ キョウ	橋 はし キョウ	鏡 かがみ キョウ

開始時刻 ___ 分 ___ 秒

入口 ↓

鏡	均	欠	銀	決	業	険	撃	群	験
教	漁	橋	給	筋	減	血	曲	原	係
近	金	検	去	球	協	挙	牛	局	健
言	兄	見	堅	携	競	元	巨	敬	玉
激	源	景	具	現	経	鶏	境	隅	迎
健	系	幻	計	肩	句	型	共	供	穴
恵	偶	径	継	形	券	契	区	胸	犬
月	結	蛍	遇	呼	古	兼	戸	居	建
限	県	軍	己	傾	倹	厳	訓	京	剣
郡	件	掲	君	研	権	軽	芸	救	魚
									許

終了時刻 ___ 分 ___ 秒　　所要時間 ___ 分 ___ 秒

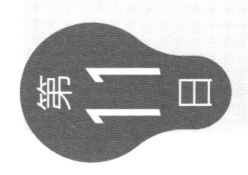

第11日 漢字の書き取り──「今日の漢字」より

正答率 /20

次の──線のカタカナを漢字になおしましょう。

① 友人は**キョウ**介類に詳しい。
② **キュウ**料が振り込まれる。
③ **イ**間でくつろぐ。
④ 陸**キョウ**を渡る。
⑤ 彼は一度**キョウ**がある。
⑥ **キョウ**都へ旅行に行く。
⑦ 資料を提**キョウ**する。
⑧ 望遠**キョウ**をのぞく。
⑨ **キョ**年の出来事を思い出す。
⑩ 仲間と**キョウ**力する。

⑪ お寺の**ケイ**内で遊ぶ。
⑫ 車の免**キョ**を更新する。
⑬ **キョウ**業を営む。
⑭ 次の選**キョ**に立候補する。
⑮ 夢は**キョウ**師になることだ。
⑯ **キョウ**学の学校に通う。
⑰ **キュウ**技が得意だ。
⑱ **キョ**万の富を得る。
⑲ 毎朝**キュウ**乳を飲む。
⑳ 危ないところを**スク**い出す。

第10日 ① 逆 ② 答 ③ 急 ④ 宮 ⑤ 疑 ⑥ 級 ⑦ 議 ⑧ 旧 ⑨ 弓 ⑩ 休 ⑪ 丘 ⑫ 菊 ⑬ 吉 ⑭ 器 ⑮ 期 ⑯ 久 ⑰ 輝 ⑱ 求 ⑲ 技 ⑳ 義

答えは36ページにあります。

第12日

今日の漢字の20字を下の表から見つけて、入口から隅まで漢字を線でつなげましょう。また、入口から隅までにかかった時間をはかりましょう。

今日の漢字

競(せる/キョウ/ケイ) 業(わざ/ギョウ/ゴウ) 曲(まげる/キョク) 局(キョク) 玉(たま/ギョク) 均(キン)
近(ちかい/キン) 金(かね/キン/コン) 筋(すじ/キン) 銀(ギン) 区(ク) 句(ク) 具(グ)
偶(グウ) 遇(グウ) 隅(すみ/グウ) 君(きみ/クン) 訓(クン) 軍(グン) 郡(グン)

開始時刻 □分 □秒

局	給	係	教	穴	堅	胸	供	群	京
近	郡	型	継	球	契	検	蛍	救	軽
居	曲	許	共	経	巨	月	元	健	漁
鶏	区	銀	業	兄	恵	協	迎	芸	県
境	掲	呼	句	偶	均	訓	系	戸	験
権	古	携	去	牛	形	遇	挙	径	鏡
現	倹	決	計	言	建	競	筋	血	結
原	橋	堅	己	欠	激	敬	具	撃	傾
犬	兼	剣	景	肩	険	魚	玉	見	券
限	件	減	幻	研	源	厳	君	軍	金
									隅

終了時刻 □分 □秒　所要時間 □分 □秒

第12日 漢字の書き取り――「今日の漢字」より

次の――線のカタカナを漢字になおしましょう。

正答率 /20

1. あまりに似ていて**ク**別がつかない。
2. 郵便**キョク**に勤める。
3. ぎりぎりまで接**キン**する。
4. なめらかな**キョク**線を描く。
5. **グウ**然街中で出会う。
6. 防災**クン**練に参加する。
7. 聖人**クン**子。
8. **グ**体的な例を示す。
9. **ケイ**輪の選手になる。
10. 王の**ギョク**座。
11. 貴**キン**属を商う。
12. 市町村合併で**グン**の数は減った。
13. 俳**ク**の会に入る。
14. **グン**備を縮小する。
15. 娘の卒**ギョウ**式に出席する。
16. 鉄**キン**コンクリートのマンション。
17. **ギン**行で両替をする。
18. **キン**整のとれたスタイル。
19. ごみを部屋の**スミ**に集める。
20. 山道で熊と遭**グウ**する。

第11日 答え
① 魚 ② 給 ③ 居 ④ 橋 ⑤ 胸 ⑥ 京 ⑦ 供 ⑧ 鏡 ⑨ 去 ⑩ 協 ⑪ 境 ⑫ 許 ⑬ 漁 ⑭ 挙 ⑮ 教 ⑯ 共 ⑰ 球 ⑱ 巨 ⑲ 牛 ⑳ 救

第13日

今日の漢字の20字を下の表から見つけて、入口から掲まで漢字を線でつなげましょう。また、入口から掲までにかかった時間をはかりましょう。

今日の漢字

群(むら/むれる/グン)	兄(あに/キョウ/ケイ)	形(かたち/ケイ/ギョウ)	系(ケイ)	径(ケイ)	係(かかり/ケイ)
型(かた/ケイ)	契(ちぎる/ケイ)	計(はかる/はからう/ケイ)	恵(めぐむ/エイ)	掲(かかげる/ケイ)	経(へる/ケイ/キョウ)	蛍(ほたる/ケイ)
敬(うやまう/ケイ)	景(ケイ)	軽(かるい/かろやか/ケイ)	傾(かたむく/かたむける/ケイ)	携(たずさえる/たずさわる/ケイ)	継(つぐ/ケイ)	鶏(にわとり/ケイ)

入口

開始時刻 ○分 ○秒

径	芸	挙	漁	許	教	金	元	句	救
鶏	郡	区	業	偶	供	肩	球	近	験
傾	系	携	血	均	軍	源	遇	魚	隅
決	迎	継	券	局	見	曲	具	現	険
競	穴	群	経	兼	共	減	銀	幻	去
胸	健	己	兄	蛍	撃	検	巨	京	玉
給	犬	倹	月	敬	剣	協	筋	呼	居
建	厳	牛	限	軽	言	古	芸	鏡	県
訓	件	戸	橋	型	景	契	係	形	恵
境	君	原	研	欠	激	結	堅	権	計

終了時刻 ○分 ○秒　所要時間 ○分 ○秒

掲

第13日 漢字の書き取り──「今日の漢字」より

● 次の──線のカタカナを漢字になおしましょう。

正答率 /20

1. 狼（おおかみ）のムれを観察する。
2. 円の直ケイを求める。
3. カカリ員にたずねる。
4. ケイ光灯を取り替える。
5. 自然の恩ケイにあずかる。
6. ケイ験を積む。
7. テレビで野球中ケイを見る。
8. ニワトリの卵。
9. 年長者をウヤマう。
10. ケイ約を更新する。
11. 複雑な図ケイを描く。
12. 模ケイをつくるのが趣味だ。
13. 消費者のケイ向を見抜く。
14. ケイ算問題を解く。
15. 理想をカカゲる。
16. 生徒の父ケイに連絡する。
17. 山頂からの絶ケイを楽しむ。
18. 非常食をケイ帯する。
19. ケイ快なリズム。
20. ケイ続立て説明する。

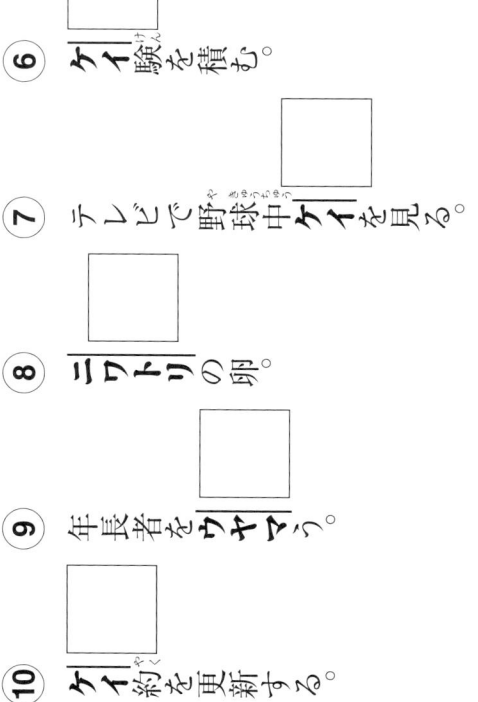

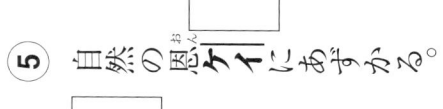

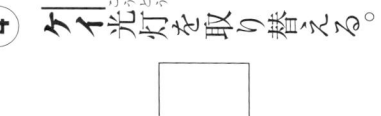

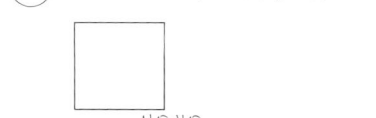

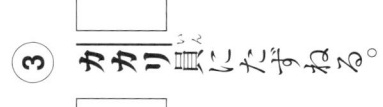

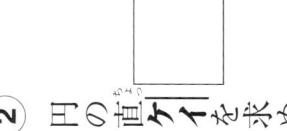

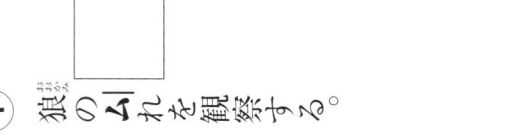

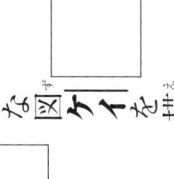

第12日 ① 区 ② 局 ③ 近 ④ 曲 ⑤ 偶 ⑥ 訓 ⑦ 君 ⑧ 具 ⑨ 競 ⑩ 玉 ⑪ 金 ⑫ 郡 ⑬ 句 ⑭ 軍 ⑮ 業 ⑯ 筋 ⑰ 銀 ⑱ 均 ⑲ 隅 ⑳ 週

答えは40ページにあります

第14日

今日の漢字 の20字を下の表から見つけて、入口から 結 まで漢字を線でつなげましょう。また、入口から 結 までにかかった時間をはかりましょう。

今日の漢字

芸ゲイ	迎ゲイ/むかえる	撃ゲキ/うつ	激ゲキ/はげしい	欠ケツ/かける	穴ケツ/あな
血ケツ/ち	決ケツ/きめる	結ケツ/むすぶ・ゆう・ゆわえる	月ゲツ/つき	犬ケン/いぬ	件ケン
見ケン/みる・みえる・みせる	券ケン	肩ケン/かた	建ケン・コン/たつ・たてる	研ケン/とぐ	県ケン
倹ケン	兼ケン/かねる				

開始時刻　分　秒

激	経	型	漁	銀	球	局	京	教	救
兼	鶏	訓	曲	言	共	偶	現	競	境
穴	件	券	欠	芸	系	巨	筋	係	区
径	形	恵	堅	建	県	研	健	君	剣
検	玉	具	金	軽	兄	決	傾	魚	隅
牛	遇	景	原	現	険	血	月	掲	携
計	近	協	橋	群	元	契	撃	見	郡
鏡	給	胸	験	限	句	権	源	犬	肩
居	供	去	軍	挙	蛍	均	敬	継	倹 迎
減	呼	戸	業	古	厳	許	幻	己	結

終了時刻　分　秒　　所要時間　分　秒

第14日 漢字の書き取り ——「今日の漢字」より

次の――線のカタカナを漢字になおしましょう。

正答率 /20

① 送迎のバスを待つ。
② 禁煙をケツ意する。
③ 高層ビルをタてる。
④ 社会科ケン学に行く。
⑤ カタがこる。
⑥ 入場ケンを買う。
⑦ 健康診断でケツ圧を測る。
⑧ 精彩をカく。
⑨ 大型ケンを飼う。
⑩ 大きな衝ゲキを受ける。
⑪ 虎ケツに入らずんば虎児を得ず。
⑫ ゲイ能人に会う。
⑬ 用ケンを手短に話す。
⑭ 長年のケン究を論文にまとめる。
⑮ 歳ゲツの流れを実感する。
⑯ 選手と監督をケン任する。
⑰ 妻はケン約家だ。
⑱ ケン庁所在地。
⑲ ゲキ動の時代を生き抜く。
⑳ 靴紐をムスぶ。

第13日 ①群 ②径 ③係 ④蛍 ⑤恵 ⑥経 ⑦継 ⑧鶏 ⑨敬 ⑩契 ⑪形 ⑫型 ⑬傾 ⑭計 ⑮掲 ⑯兄 ⑰景 ⑱携 ⑲軽 ⑳系

第15日

今日の漢字の20字を下の表から見つけて、入口から権まで漢字を線でつなげましょう。また、入口から権までにかかった時間をはかりましょう。

今日の漢字

剣（ケン/つるぎ）	健（ケン/すこやか）	険（ケン/けわしい）	堅（ケン/かたい）	検（ケン）	権（ケン/ゴン）
験（ゲン）	元（ゲン/ガン/もと）	幻（ゲン/まぼろし）	言（ゲン/ゴン/いう/こと）	限（ゲン/かぎる）	原（ゲン/はら）	現（ゲン/あらわれる/あらわす）
減（ゲン/へる/へらす）	源（ゲン/みなもと）	厳（ゲン/ゴン/おごそか/きびしい）	己（コ/キ/おのれ）	戸（コ/と）	古（コ/ふるい/ふるす）	呼（コ/よぶ）

入口

開始時刻 ○分 ○秒

幻	芸	蛍	漁	隅	教	曲	掲	胸	局
検	呼	兼	撃	鶏	君	救	業	群	鏡
建	限	戸	減	玉	軽	均	去	近	傾
肩	激	券	健	競	兄	係	具	橋	偶
協	契	犬	剣	見	筋	挙	経	郡	境
型	供	系	言	件	句	欠	敬	携	軍
給	径	共	己	血	恵	銀	京	訓	継
区	巨	牛	厳	険	古	金	穴	形	許
銀	計	球	研	倹	験	源	元	結	景
魚	遇	居	迎	県	決	月	堅	原	現
									権

終了時刻 ○分 ○秒　　所要時間 ○分 ○秒

第15日 漢字の書き取り──「今日の漢字」より

●次の──線のカタカナを漢字になおしましょう。

正答率 /20

1. 先生が点**コ**をとる。
2. 試**ケン**に合格する。
3. 設備を点**ケン**する。
4. 校則の**キビ**しい学校。
5. 資**ゲン**を大切に使う。
6. **アポロン**を見る。
7. **ハラ**っぱで遊ぶ。
8. 玄関の**ト**を閉める。
9. 門**ゲン**までには帰る。
10. 加**ゲン**乗除。
11. **オレ**の力を信じる。
12. **ケワ**しい山道を登る。
13. **ゲン**動が怪しい。
14. 中**コ**の車を買った。
15. **ガン**日の朝。
16. **ケン**実な守備のチーム。
17. **ゲン**代社会が抱える問題。
18. 人**ケン**を尊重する。
19. **ケン**道の試合に出る。
20. **ケン**全な精神を養う。

第14日 ① 迎 ② 決 ③ 建 ④ 見 ⑤ 肩 ⑥ 券 ⑦ 血 ⑧ 欠 ⑨ 犬 ⑩ 撃 ⑪ 穴 ⑫ 芸 ⑬ 件 ⑭ 研 ⑮ 月 ⑯ 兼 ⑰ 倹 ⑱ 県 ⑲ 激 ⑳ 結

第3週 前頭葉機能検査 ……………… ☐月 ☐日

I カウンティングテスト

1から120までを声に出してできるだけ早く数えます。数え終わるまでにかかった時間を計りましょう。

☐ 秒

II 単語記憶テスト

まず、次のことばを、**2分間**で、できるだけたくさん覚えます。

みぞれ	しごと	おかね	はたき	ふとん	けやき
あひる	かつお	うりば	みほん	ひばな	およぎ
こじん	ようい	じけん	けんか	こよみ	せのび
ぎもん	ふろば	りかい	だんご	えほん	うわさ
おんぶ	なふだ	きけん	きのこ	ぶたい	きもの

覚えたことばを、裏(うら)のページの解答用紙にできるだけたくさん書きます。**2分間**で、覚えたことばを、いくつ思い出すことができますか？

第3週

II 覚えたことばを、2分間で□□□に書きましょう。

単語記憶テスト解答欄

正答数　　語

（30個の解答欄）

III 別冊6ページの「**ストループテスト**」も忘れずに行いましょう。

第16日

今日の漢字 の20字を下の表から見つけて、入口から 光 まで漢字を線でつなげましょう。
また、入口から 光 までにかかった時間をはかりましょう。

今日の漢字: 固（コ・かためる・かたまる・かたい） 個（コ） 庫（コ・ク） 湖（コ・みずうみ） 雇（コ・やとう） 誇（コ・ほこる） 互（ゴ・たがい） 午（ゴ） 悟（ゴ・さとる） 語（ゴ・かたらう） 誤（ゴ・あやまる） 護（ゴ） 口（コウ・くち） 工（コウ・ク） 公（コウ・おおやけ） 功（コウ・ク） 巧（コウ・たくみ） 甲（コウ・カン） 光（コウ・ひかる・ひかり） 好（コウ・このむ・すく）

入口 → 開始時刻 ［ ］分 ［ ］秒

功	郊	谷	策	講	購	再	載	刻	刷
互	悟	口	考	材	昆	構	査	港	在
攻	江	雇	候	硬	最	告	才	溝	栽
号	魂	誤	甲	綱	婚	今	項	済	索
根	彩	混	語	耕	骨	航	差	剤	紅
催	肯	厚	個	効	校	歳	鋼	幸	黒
更	菜	洪	工	誇	巧	好	湖	興	荒
財	皇	昨	黄	康	作	降	午	国	込
酢	採	札	左	削	砂	咲	公	固	鉱
裁	港	祭	際	座	妻	冊	稿	護	庫
									光

終了時刻 ［ ］分 ［ ］秒　所要時間 ［ ］分 ［ ］秒

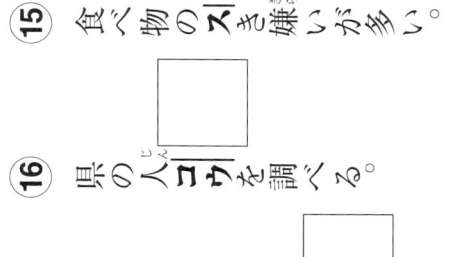

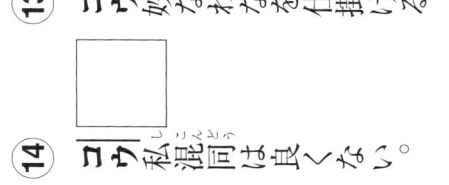

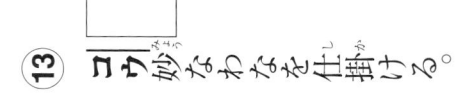

第16日 漢字の書き取り ――「今日の漢字」より

●次の――線のカタカナを漢字になおしましょう。

正答率 /20

1. 木材を加コウする。
2. カン高い声で応援する。
3. ゴ前中は読書をする。
4. 外国ゴを習得する。
5. 成コウの秘訣を教える。
6. 金コに大切なものをしまう。
7. 植物がコウ合成をする。
8. 覚ゴを決める。
9. ツウジョウのそば別荘。
10. コ人事務所を開く。
11. コ体と液体。
12. コ張された表現。
13. コウ妙なわなを仕掛ける。
14. コウ私混同は良くない。
15. 食べ物のス き嫌いが多い。
16. 県の人コウを調べる。
17. 傷ついた野鳥を保ゴする。
18. コ用問題に取り組む。
19. 文章のアヤマりを正す。
20. ゴ角の勝負をする。

第15日 ① 呼 ② 験 ③ 検 ④ 厳 ⑤ 源 ⑥ 幻 ⑦ 原 ⑧ 戸 ⑨ 限 ⑩ 減 ⑪ 己 ⑫ 険 ⑬ 言 ⑭ 古 ⑮ 元 ⑯ 堅 ⑰ 現 ⑱ 権 ⑲ 剣 ⑳ 健

答えは48ページにあります

第17日

「今日の漢字」の20字を下の表から見つけて，入口から紅まで漢字を線でつなげましょう。また，入口から紅までにかかった時間をはかりましょう。

今日の漢字

江(エ/コウ)	考(かんがえる/コウ)	攻(せめる/コウ)	更(ふける/さら/コウ)	効(きく/コウ)	幸(さいわい/さち/しあわせ/コウ)
肯(コウ)	厚(あつい/コウ)	洪(コウ)	皇(オウ/コウ)	紅(べに/くれない/ク/コウ)	荒(あらす/あらい/コウ)	郊(コウ)
候(そうろう/コウ)	校(コウ)	耕(たがやす/コウ)	航(コウ)	降(ふる/おろす/おりる/コウ)	康(コウ)	黄(こ/き/オウ)

開始時刻 　分　秒

入口 →

降	候	幸	皇	考	稿	昨	剤	号	酢
固	好	購	刻	厚	港	溝	魂	再	講
国	構	混	項	康	洪	航	江	硬	砂
誤	功	誇	黒	鋼	綱	今	黄	材	左
湖	済	口	工	骨	公	査	攻	興	妻
際	冊	載	栽	根	午	込	肯	耕	鉱
刷	個	彩	悟	護	作	光	才	校	採
雇	剤	庫	巧	歳	最	在	甲	郊	告
策	菜	座	索	差	削	財	婚	荒	効
互	催	札	語	咲	祭	裁	谷	昆	更
									紅

終了時刻 　分　秒　　所要時間 　分　秒

第17日 漢字の書き取り──「今日の漢字」より

次の──線のカタカナを漢字になおしましょう。

正答率 □/20

① 歴代の**コウ**帝を覚える。
② 立**コウ**補者を募る。
③ **コウ**水に備える。
④ ヨットが入り**コウ**に停泊する。
⑤ **コウ**定の意を示す。
⑥ 東京の近**コウ**に住む。
⑦ **コウ**運の持ち主。
⑧ 雪が**コウ**る。
⑨ 大海原を**コウ**海する。
⑩ 濃**コウ**な味の料理。

⑪ 相手チームの先**コウ**。
⑫ 参**コウ**書を買う。
⑬ **コウ**茶を飲む。
⑭ 健**コウ**が一番だ。
⑮ キ色いハンカチ。
⑯ 田を**タガヤ**す。
⑰ **ア**れた大地。
⑱ 薬の**コウ**果があらわれる。
⑲ **コウ**舎を建てかえる。
⑳ 予定を変**コウ**する。

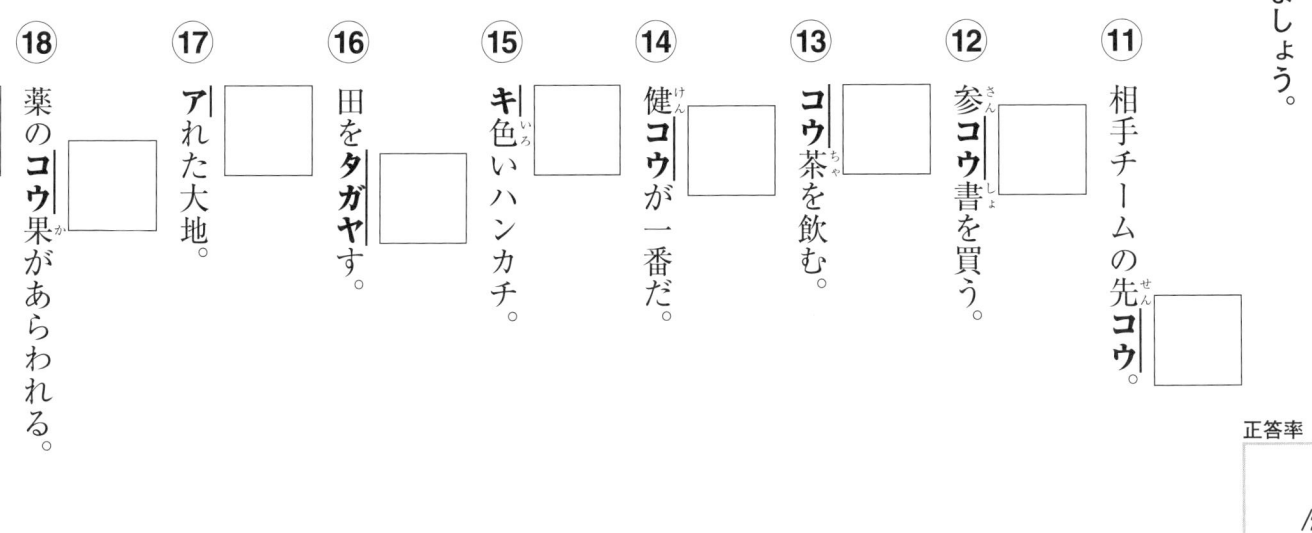

第16日 答え
① 工 ② 甲 ③ 午 ④ 語 ⑤ 功 ⑥ 庫 ⑦ 光 ⑧ 悟 ⑨ 湖 ⑩ 個 ⑪ 固 ⑫ 誇 ⑬ 巧 ⑭ 公 ⑮ 好 ⑯ 口 ⑰ 護 ⑱ 雇 ⑲ 誤 ⑳ 互

第18日

● 今日の漢字 の20字を下の表から見つけて、入口から 構 まで漢字を線でつなげましょう。
また、入口から 構 までにかかった時間をはかりましょう。

今日の漢字： 港(みなと コウ) 硬(かたい コウ) 項(コウ) 溝(みぞ コウ) 鉱(コウ) 構(かまえる コウ)
綱(つな コウ) 稿(コウ) 興(おこす おこる キョウ コウ) 鋼(はがね コウ) 講(コウ) 購(コウ) 号(ゴウ)
告(つげる コク) 谷(たに コク) 刻(きざむ コク) 国(くに コク) 黒(くろい コク) 骨(ほね コツ) 込(こめる こむ)

入口 → 開始時刻 ⬜分 ⬜秒

興	口	幸	康	功	最	公	咲	座	酢
国	江	肯	考	誤	再	歳	語	作	互
鋼	講	項	巧	厚	剤	左	催	護	在
降	光	硬	郊	皇	好	材	祭	裁	誇
耕	昆	告	候	黄	攻	更	甲	菜	際
工	紅	黒	稿	港	込	鉱	刻	校	妻
才	財	固	荒	航	雇	今	骨	根	昨
札	座	載	悟	査	個	効	谷	洪	魂
採	索	済	策	庫	砂	午	綱	号	溝
冊	彩	削	刷	差	湖	栽	混	婚	購
									構

終了時刻 ⬜分 ⬜秒　所要時間 ⬜分 ⬜秒

第18日 漢字の書き取り——「今日の漢字」より

●次の——線のカタカナを漢字になおしましょう。

正答率　　/20

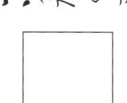

1. ハガネの包丁を使う。
2. コウ脈を掘り当てる。
3. 森に迷いコむ。
4. 新聞に投コウする。
5. 筋コツたくましい人。
6. 船がミナトに入る。
7. コク際社会に寄与する。
8. 排水コウの掃除をする。
9. 水にはコウ水と軟水がある。
10. 新車をコウ入する。
11. 深コクな問題。
12. ツナ引きをする。
13. コウ造を把握する。
14. コウ目ごとにまとめる。
15. キョウ味を持つ。
16. コク板にチョークで書く。
17. コウ分をかける。
18. 上司に報コクする。
19. ダニ川の水をくむ。
20. 大学のコウ義を聞く。

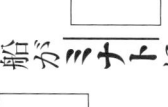

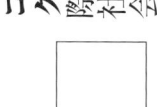

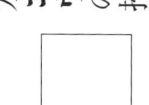

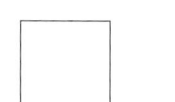

第17日　① 皇　② 候　③ 洪　④ 江　⑤ 肯　⑥ 郊　⑦ 幸　⑧ 降　⑨ 航　⑩ 厚　⑪ 攻　⑫ 考　⑬ 紅　⑭ 康　⑮ 黄　⑯ 耕　⑰ 荒　⑱ 効　⑲ 校　⑳ 更

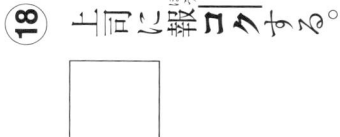

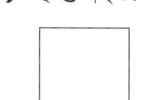

答えは52ページにあります。

第19日

●〔今日の漢字〕の20字を下の表から見つけて、入口から混まで漢字を線でつなげましょう。
また、入口から混までにかかった時間をはかりましょう。

〔今日の漢字〕
今（いま・コン）　昆（コン）　根（ね・コン）　婚（コン）　混（コン・まじる・まざる・まぜる・こむ）　魂（コン・たましい）

左（ひだり・サ）　査（サ）　砂（すな・サ・シャ）　差（さす・サ）　座（すわる・ザ）　才（サイ）　再（ふたたび・サイ）

妻（つま・サイ）　栽（サイ）　彩（いろどる・サイ）　採（とる・サイ）　済（すむ・すます・サイ）　祭（まつる・まつり・サイ）　菜（な・サイ）

入口 ↓

開始時刻　　分　　秒

才	差	菜	裁	航	厚	巧	護	公	庫
最	催	今	国	幸	固	郊	誤	湖	語
稿	材	査	在	校	削	誇	肯	甲	雇
剤	港	栽	構	硬	荒	索	功	降	攻
刷	告	魂	祭	採	再	根	耕	江	鉱
候	札	込	項	骨	講	砂	際	策	紅
光	康	冊	黒	悟	作	座	刻	号	財
雇	口	考	咲	興	好	昆	彩	左	歳
午	皇	互	洪	酢	溝	谷	載	婚	綱
更	工	効	個	黄	昨	鋼	購	妻	済
									混

終了時刻　　分　　秒　　所要時間　　分　　秒

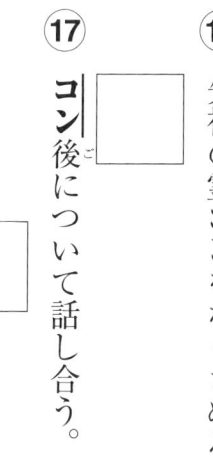

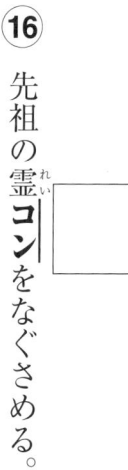

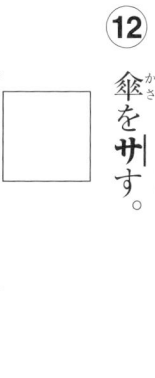

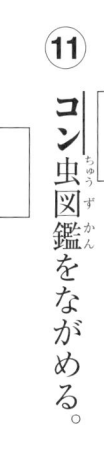

第19日 漢字の書き取り――「今日の漢字」より

次の――線のカタカナを漢字になおしましょう。

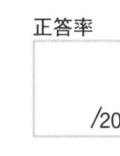

正答率　／20

① **コン**気良く取り組む。
② 野**サイ**をたくさん食べる。
③ 原因を調**サ**する。
④ 夜空に星**ザ**を探す。
⑤ 絵の**サイ**能がある。
⑥ **ツミ**をつぐなう。
⑦ **サイ**度挑戦する。
⑧ アイデアが**サイ**用された。
⑨ お盆は空港が**コン**雑する。
⑩ 明日は文化**サイ**だ。
⑪ **コン**虫図鑑をながめる。
⑫ 傘を**サ**す。
⑬ 結**コン**式に招待される。
⑭ 朝顔を**サイ**培する。
⑮ **スナ**場で遊ぶ。
⑯ 先祖の霊を**コン**をなぐさめる。
⑰ **コン**後について話し合う。
⑱ 鮮やかな色**サイ**。
⑲ 用事を**ス**ます。
⑳ 兄は**ヒダリ**利きだ。

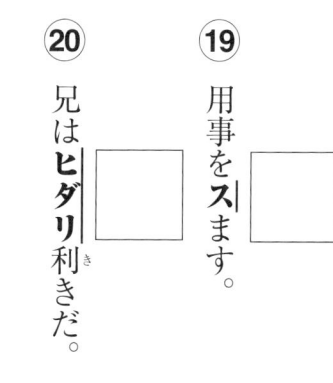

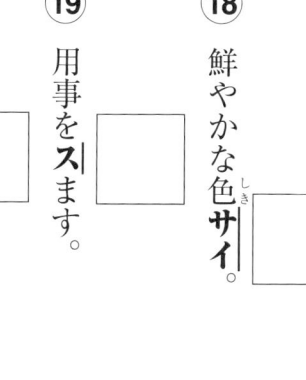

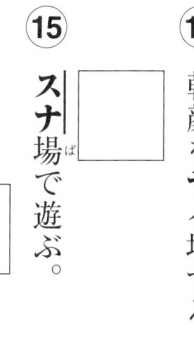

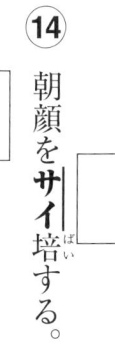

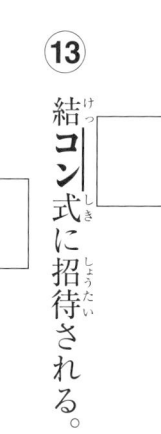

第18日　① 鋼　② 鉱　③ 込　④ 稿　⑤ 骨　⑥ 港　⑦ 国　⑧ 溝　⑨ 硬　⑩ 購　⑪ 刻　⑫ 綱　⑬ 構　⑭ 項　⑮ 興　⑯ 黒　⑰ 号　⑱ 告　⑲ 合　⑳ 講

答えは54ページにあります。

第20日

今日の漢字の20字を下の表から見つけて、入口から索まで漢字を線でつなげましょう。また、入口から索までにかかった時間をはかりましょう。

今日の漢字

最(サイ/もっとも)	裁(サイ/さばく)	催(サイ/もよおす)	歳(セイ)	載(サイ/のせる)	際(サイ/きわ)
在(ザイ/ある)	材(ザイ)	剤(ザイ)	財(ザイ)	作(サク/つくる)	削(サク/けずる)	昨(サク)
索(サク)	策(サク)	酢(サク/す)	咲(さく)	冊(サツ/サク)	札(サツ/ふだ)	刷(サツ/する)

開始時刻 ☐分 ☐秒

入口 →

札	鋼	攻	功	項	考	個	港	江	固
作	黄	鉱	耕	巧	綱	肯	誇	構	幸
咲	雇	洪	骨	航	庫	国	根	互	購
材	裁	湖	婚	興	降	護	刻	荒	誤
菜	冊	効	悟	更	告	郊	午	講	紅
魂	策	再	皇	工	混	溝	厚	口	硬
谷	催	祭	左	査	光	校	黒	康	甲
語	酢	最	歳	刷	削	妻	採	号	候
込	差	座	栽	才	載	際	在	済	稿
公	今	好	誤	昆	砂	彩	剤	財	昨
									索

終了時刻 ☐分 ☐秒 所要時間 ☐分 ☐秒

第20日 漢字の書き取り ──「今日の漢字」より

次の──線のカタカナを漢字になおしましょう。

正答率　/20

1. 訪ねた相手は不ザイだった。
2. 色んな人と交サイしている。
3. サク夜の出来事。
4. 政サクを掲げる。
5. 桜がサき誇る。
6. 運動会を開サイする。
7. サイ判員に選ばれる。
8. 投書が掲サイされる。
9. 予算がサク減される。
10. スの物を食べる。
11. サイ末の大掃除をする。
12. 必要なサイ料を集める。
13. 今年は豊サクだ。
14. 洗サイをつけて洗う。
15. サク引から調べる。
16. 今週は本を五サツ読んだ。
17. 胸に名フダを付ける。
18. サイ新の科学技術。
19. チラシを印サツする。
20. 重要文化ザイに指定される。

第19日　① 根　② 菜　③ 査　④ 座　⑤ 才　⑥ 妻　⑦ 再　⑧ 採　⑨ 混　⑩ 祭　⑪ 昆　⑫ 差　⑬ 婚　⑭ 栽　⑮ 砂　⑯ 魂　⑰ 今　⑱ 彩　⑲ 済　⑳ 左

第4週　前頭葉機能検査　　　　　月　日

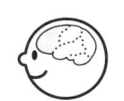

Ⅰ カウンティングテスト

1から120までを声に出してできるだけ早く数えます。数え終わるまでにかかった時間を計りましょう。

　　　　　　　　　　　　　　　　　　　　　　　　　　　秒

Ⅱ 単語記憶テスト

まず、次のことばを、**2分間**で、できるだけたくさん覚えます。

かもめ	えのぐ	やさい	どせい	えふで	ふくろ
さんぽ	ぎせき	さくら	こたえ	でぐち	つばき
ねうち	たきび	つづき	へちま	てあし	はやし
きほん	こうば	まつげ	まくら	まきば	なみだ
たばこ	ひたい	とびら	けしき	ひなた	そうじ

覚えたことばを、裏のページの解答用紙にできるだけたくさん書きます。**2分間**で、覚えたことばを、いくつ思い出すことができますか？

第4週

II 覚えたことばを、2分間で◻に書きましょう。

単語記憶テスト解答欄

正答数 ◻ 語

◻	◻	◻
◻	◻	◻
◻	◻	◻
◻	◻	◻
◻	◻	◻
◻	◻	◻
◻	◻	◻
◻	◻	◻
◻	◻	◻
◻	◻	◻

III 別冊7ページの「**ストループテスト**」も忘れずに行いましょう。

第21日

月　日

今日の漢字 の20字を下の表から見つけて，入口から皿まで漢字を線でつなげましょう。また，入口から皿までにかかった時間をはかりましょう。

今日の漢字

察 サッ	撮 サッ・とる	雑 ザツ・ゾウ	皿 さら	山 サン・やま	参 サン・まいる
産 サン・うむ・うまれる・うぶ	算 サン	酸 サン・すい	賛 サン	残 ザン・のこる・のこす	士 シ	子 シ・ス・こ
支 シ・ささえる	止 シ・とまる・とめる	氏 シ・うじ	仕 シ・ジ・つかえる	史 シ	司 シ	市 シ・いち

入口　　　　　　　　　　　　　　　　　　　　開始時刻　□分　□秒

司	使	始	周	執	受	湿	朱	者	守
参	詩	師	姉	習	写	酒	車	取	実
産	史	試	脂	射	矢	室	趣	質	種
自	士	歯	借	児	釈	志	社	殊	舎
字	止	氏	資	似	思	捨	私	斜	狩
寺	紙	雑	山	紫	時	飼	次	姿	若
樹	施	糸	残	市	酸	算	撮	察	指
主	収	磁	辞	至	持	視	枝	子	識
授	手	修	朱	終	詞	耳	事	支	仕
謝	首	煮	拾	示	秋	式	秀	誌	賛
									皿

終了時刻　□分　□秒　　所要時間　□分　□秒

第21日 漢字の書き取り——「今日の漢字」より

● 次の——線のカタカナを漢字になおしましょう。

正答率 　／20

1. 雨天中シ。
2. レモンはスっぱい。
3. アルプスサン脈。
4. 映画のサツ影。
5. 自分のシ名を書く。
6. サン否両論。
7. ザッ誌を読む。
8. サラを洗う。
9. 手でササえる。
10. 出サンに立ち会う。
11. 歴シの勉強をする。
12. 神社にサン拝する。
13. 観サツ日記をつける。
14. シ孫の繁栄を願う。
15. 一般シ民。
16. 結婚式のシ会を務める。
17. シ事にとりかかる。
18. 食べザンしを片付ける。
19. 計サン問題を解く。
20. 彼は紳シだ。

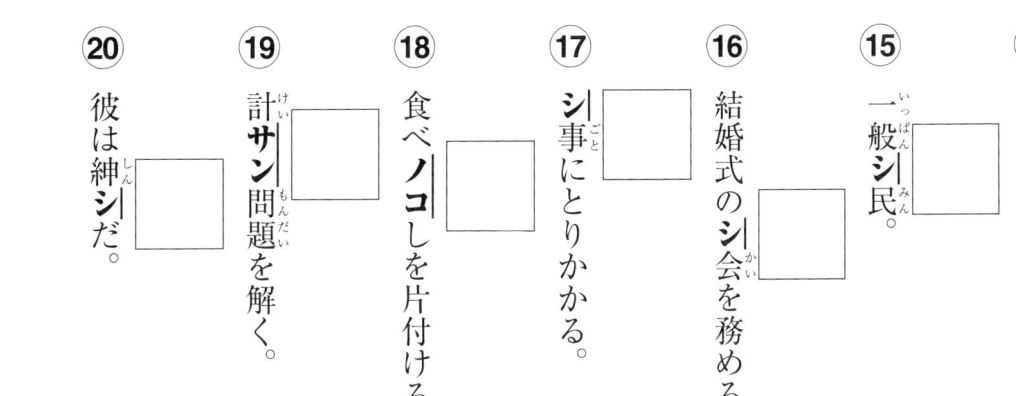

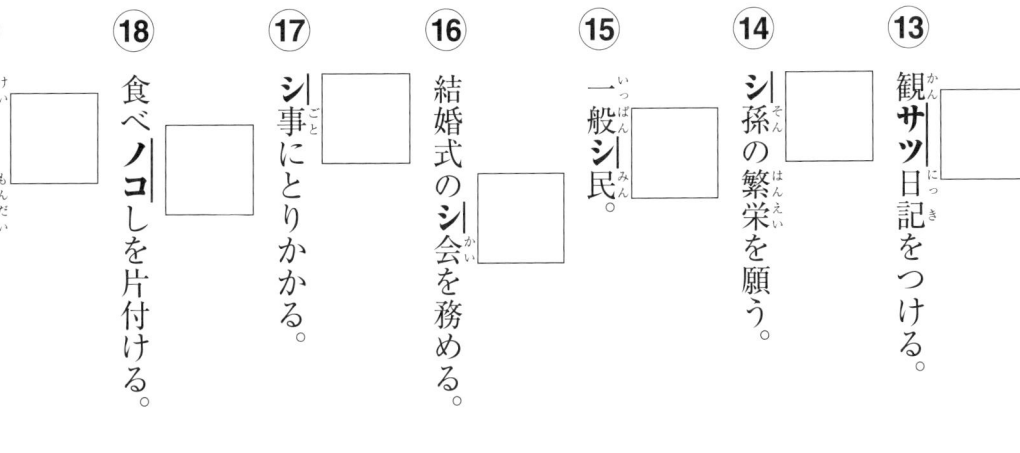

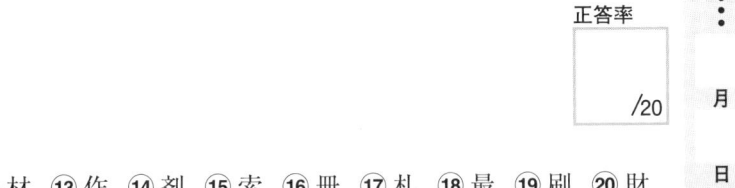

答えは60ページにあります

第20日 ① 在 ② 際 ③ 昨 ④ 策 ⑤ 咲 ⑥ 催 ⑦ 裁 ⑧ 載 ⑨ 削 ⑩ 酢 ⑪ 歳 ⑫ 材 ⑬ 作 ⑭ 剤 ⑮ 察 ⑯ 冊 ⑰ 札 ⑱ 最 ⑲ 刷 ⑳ 財

第22日

今日の漢字の20字を下の表から見つけて、入口から使まで漢字を線でつなげましょう。また、入口から使までにかかった時間をはかりましょう。

今日の漢字

矢(ヤ/シ)　糸(いと/シ)　至(いたる/シ)　志(こころざす/こころざし/シ)　私(わたくし/わたし/シ)　使(つかう/シ)
始(はじめる/はじまる/シ)　姉(あね/シ)　枝(えだ/シ)　姿(すがた/シ)　思(おもう/シ)　指(ゆび/さす/シ)　施(ほどこす/セ/シ)
師(シ)　紙(かみ/シ)　脂(あぶら/シ)　視(シ)　紫(むらさき/シ)　詞(シ)　歯(は/シ)

入口 ↓　　　　　　　　　　　　　　　　　開始時刻　□分　□秒

思	始	士	史	樹	者	首	氏	拾	参
仕	視	詞	姉	枝	市	磁	酒	産	授
詩	資	試	飼	矢	時	秋	実	守	示
子	残	司	似	歯	辞	借	取	主	朱
山	習	湿	算	施	糸	師	捨	種	式
車	察	終	執	耳	誌	紙	児	射	収
雑	若	皿	秀	写	次	脂	志	指	寺
周	首	手	酸	趣	社	字	自	紫	識
煮	受	撮	舎	支	修	斜	賛	姿	室
事	謝	殊	持	質	止	狩	釈	至	私
									使

終了時刻　□分　□秒　　所要時間　□分　□秒

第22日 漢字の書き取り――「今日の漢字」より

次の――線のカタカナを漢字になおしましょう。

正答率 /20

1. シ想の自由を守る。
2. 現場シ察に行く。
3. 世界屈シの名選手。
4. 低シ肪乳を飲む。
5. 硬貨と紙シ幣。
6. 学校の卒業シ式。
7. シ葉末節。
8. パソコンを駆シする。
9. 目的地にイタる。
10. アネと話す。
11. 政治家をココロザす。
12. シ腹を肥やす。
13. 敵にシ報いる。
14. 毛イトのセーター。
15. シ勢を正す。
16. シ外線を防ぐ。
17. 高校の教シ。
18. 歌の歌シを覚える。
19. キャンペーン実シ中。
20. 川をみがく。

第21日 ① 止 ② 酸 ③ 山 ④ 撮 ⑤ 氏 ⑥ 賛 ⑦ 雌 ⑧ 皿 ⑨ 支 ⑩ 産 ⑪ 史 ⑫ 参 ⑬ 察 ⑭ 子 ⑮ 市 ⑯ 司 ⑰ 仕 ⑱ 残 ⑲ 算 ⑳ 士

答えは62ページにあります

第23日

今日の漢字 の20字を下の表から見つけて、入口から 耳 まで漢字を線でつなげましょう。また、入口から 耳 までにかかった時間をはかりましょう。

今日の漢字

試(シ/こころみる/ためす)	詩(シ)	資(シ)	飼(シ/かう)	誌(シ)	示(シ/ジ/しめす)
字(ジ/あざ)	寺(ジ/てら)	次(シ/ジ/つぐ)	耳(ジ/みみ)	自(ジ/シ/みずから)	似(ジ/にる)	児(ニ/ジ)
事(ズ/ジ/こと)	持(ジ/もつ)	時(ジ/とき)	辞(ジ/やめる)	磁(ジ)	式(シキ)	識(シキ)

開始時刻 ___分 ___秒

入口 ↓

持	時	質	撮	糸	斜	氏	参	収	察
実	資	詞	師	士	始	釈	矢	産	修
舎	次	湿	狩	趣	仕	指	朱	使	残
写	児	試	脂	煮	秀	雑	若	酒	借
守	紫	誌	射	枝	手	終	算	取	樹
志	思	詩	識	似	字	社	至	子	種
私	司	室	執	視	示	磁	事	車	史
紙	止	皿	受	拾	施	謝	自	主	姉
賛	歯	市	酸	周	授	秋	式	寺	捨
姿	山	殊	斜	支	習	首	者	辞	飼
									耳

終了時刻 ___分 ___秒   所要時間 ___分 ___秒

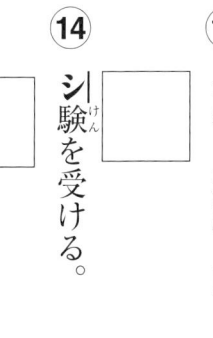

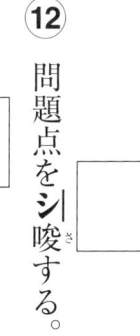

第23日 漢字の書き取り —「今日の漢字」より

● 次の——線のカタカナを漢字になおしましょう。

正答率　/20

1. 簿記のシカクを取る。
2. 祝ジを述べる。
3. 大きな活ジの本。
4. 知シキを増やす。
5. 当ジを思い出す。
6. 印鑑をジサンする。
7. 本の目ジを開く。
8. おテラのお坊さん。
9. 航海日シをつける。
10. シカ科の病院にいく。
11. ジ由を手に入れる。
12. 問題点をシサする。
13. 法律ジ務所を開く。
14. シ験を受ける。
15. 幼ジ向けの絵本。
16. 子は親にシる。
17. シ人にあこがれる。
18. シキ典に出席する。
19. 熱帯魚をシ育する。
20. ジ石をこつこつける。

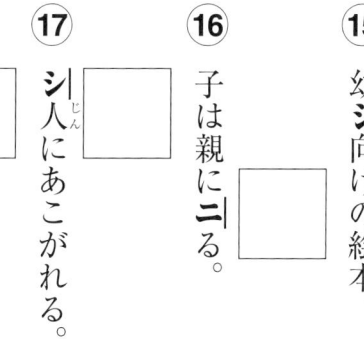

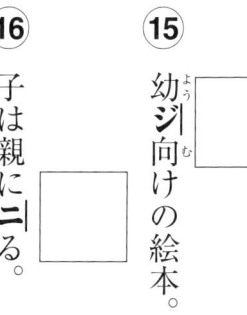

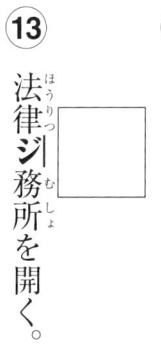

第22日 ①思 ②視 ③指 ④脂 ⑤紙 ⑥始 ⑦枝 ⑧使 ⑨至 ⑩姉 ⑪志 ⑫私 ⑬矢 ⑭糸 ⑮姿 ⑯紫 ⑰師 ⑱詞 ⑲施 ⑳歯

答えは64ページにあります

第24日

今日の漢字の20字を下の表から見つけて、入口から捨まで漢字を線でつなげましょう。また、入口から捨までにかかった時間をはかりましょう。

今日の漢字: 室(むろ/シツ)　執(とる/シツ・シュウ)　湿(しめる/しめす/シツ)　質(チ/シチ/シツ)　実(みのる/ジツ)　写(うつる/うつす/シャ)　社(やしろ/シャ)　車(くるま/シャ)　舎(シャ)　者(もの/シャ)　射(いる/シャ)　捨(すてる/シャ)　斜(ななめ/シャ)　煮(にえる/にやす/シャ)　謝(あやまる/シャ)　借(かりる/シャク)　釈(シャク)　若(わかい/もしくは/ジャク/ニャク)　手(て/シュ)　主(ぬし/おも/シュ)

開始時刻　　分　　秒

者	写	謝	湿	式	始	思	参	矢	察
収	酒	周	煮	守	糸	指	自	残	使
脂	秀	字	借	試	飼	仕	視	辞	氏
磁	児	示	社	朱	寺	雑	士	詩	時
枝	樹	資	斜	執	車	手	趣	産	拾
終	師	秋	取	似	狩	釈	首	算	撮
市	習	詞	酸	紫	持	主	質	殊	子
歯	私	山	次	支	施	受	射	若	史
始	誌	姿	賛	事	司	姉	種	実	至
識	視	耳	紙	止	修	志	皿	舎	室
									捨

終了時刻　　分　　秒　　所要時間　　分　　秒

第24日 漢字の書き取り──「今日の漢字」より

正答率 /20

次の──線のカタカナを漢字になおしましょう。

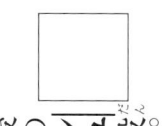

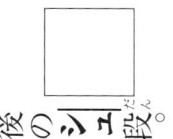

① 芋をニる。
② 最後のシュ段。
③ 原稿をシッ筆する。
④ 被疑者がシャク放される。
⑤ 感シャ状をもらう。
⑥ 第三シャに意見を聞く。
⑦ 充ジツした毎日。
⑧ 的をイた答え。
⑨ シャク家に住む。
⑩ ナナめ向かいの家。

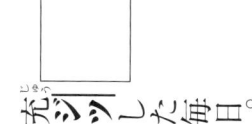

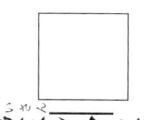

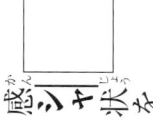

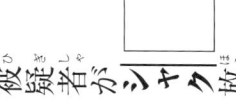

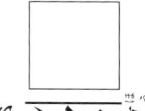

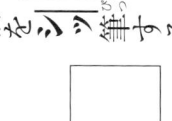

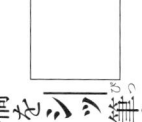

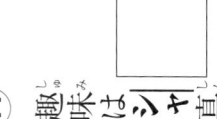

⑪ 趣味はシャ真を撮ることだ。
⑫ たんぱくシツを摂る。
⑬ 梅雨はシツ気が多い。
⑭ 新任のワカい先生。
⑮ シュカ商品。
⑯ 寄宿シャに帰る。
⑰ 会シャに勤める。
⑱ 電シャに乗る。
⑲ 犬をシツ内で飼う。
⑳ 取シャ選択。

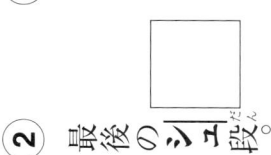

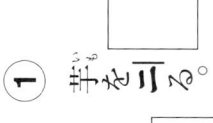

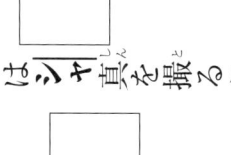

第23日 ① 資 ② 辞 ③ 字 ④ 識 ⑤ 時 ⑥ 持 ⑦ 次 ⑧ 寺 ⑨ 誌 ⑩ 耳 ⑪ 自 ⑫ 示 ⑬ 事 ⑭ 試 ⑮ 児 ⑯ 似 ⑰ 詩 ⑱ 式 ⑲ 飼 ⑳ 磁

答えは66ページにあります。

第25日

今日の漢字の20字を下の表から見つけて、入口から授まで漢字を線でつなげましょう。また、入口から授までにかかった時間をはかりましょう。

今日の漢字

守（もり・まもる・シュ） 朱（シュ） 取（とる・シュ） 狩（かる・シュ） 首（くび・シュ） 殊（こと・シュ）
酒（さか・さけ・シュ） 種（たね・シュ） 趣（おもむき・シュ） 受（うける・うかる・ジュ） 授（さずける・さずかる・ジュ） 樹（ジュ） 収（おさめる・おさまる・シュウ）
秀（ひいでる・シュウ） 周（まわり・シュウ） 拾（ひろう・シュウ・ジュウ） 秋（あき・シュウ） 修（おさめる・おさまる・シュウ） 終（おえる・おわる・シュウ） 習（ならう・シュウ）

開始時刻　分　秒

酒	捨	史	児	糸	字	使	参	矢	察
取	手	試	子	寺	仕	詩	脂	残	思
樹	示	師	皿	算	資	士	視	辞	氏
秋	周	守	詞	酸	雑	紫	産	指	似
主	若	種	式	飼	支	室	施	撮	始
識	煮	修	射	斜	次	司	写	姉	磁
市	持	受	朱	首	時	事	志	借	至
山	似	者	社	習	収	執	質	枝	釈
歯	賛	私	耳	自	拾	殊	終	趣	舎
誌	紙	止	姿	湿	実	謝	車	秀	狩
									授

終了時刻　分　秒　　所要時間　分　秒

第25日 漢字の書き取り ——「今日の漢字」より

●次の——線のカタカナを漢字になおしましょう。

① 父は多シュ味だ。
② 切手をシュウ集する。
③ 野球のシュ備につく。
④ 批難を甘んじてウける。
⑤ ドラマの最シュウ回を見る。
⑥ 判子を押すのにシュ肉を出す。
⑦ 子どもをサズかる。
⑧ 水泳の練シュウ。
⑨ 飲シュ運転は厳禁だ。
⑩ シュウ学旅行が楽しみ。

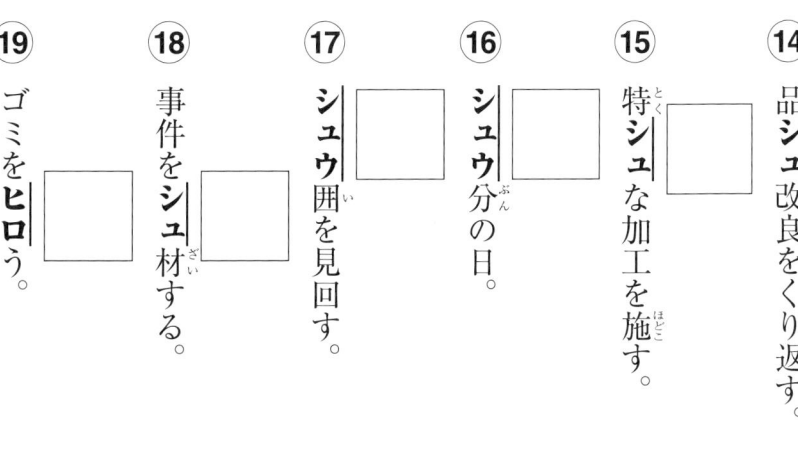

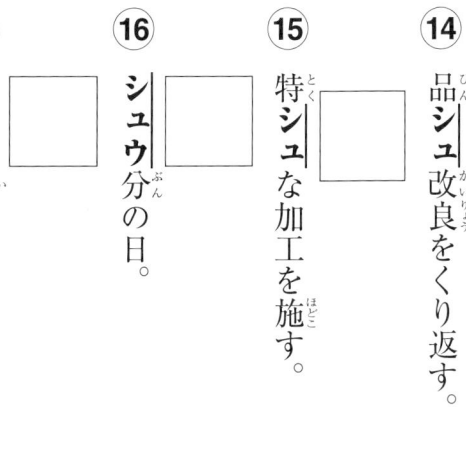

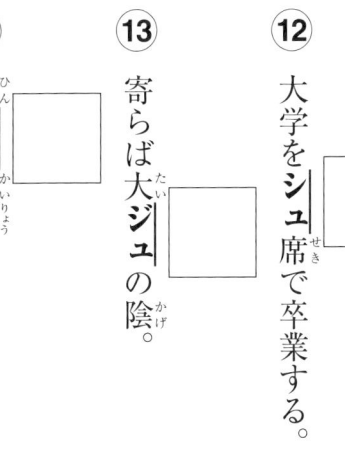

⑪ シュ猟民族。
⑫ 大学をシュ席で卒業する。
⑬ 寄らば大シュの陰。
⑭ 品シツ改良をくり返す。
⑮ 特シュな加工を施す。
⑯ シュウ分の日。
⑰ シュウ囲を見回す。
⑱ 事件をシュ材する。
⑲ ゴミをヒロう。
⑳ 優シュウな生徒。

正答率　/20

第24日 ① 煮 ② 手 ③ 執 ④ 釈 ⑤ 謝 ⑥ 者 ⑦ 美 ⑧ 射 ⑨ 借 ⑩ 斜 ⑪ 写 ⑫ 質 ⑬ 湿 ⑭ 若 ⑮ 主 ⑯ 舎 ⑰ 社 ⑱ 車 ⑲ 室 ⑳ 捨

第5週　前頭葉機能検査　　　　　　　　　　　　□月□日

Ⅰ カウンティングテスト

1から120までを声に出してできるだけ早く数えます。数え終わるまでにかかった時間を計りましょう。

　　　　　　　　　　　　　　　　　　　　　　　　□秒

Ⅱ 単語記憶テスト

まず、次のことばを、**2分間**で、できるだけたくさん覚えます。

ようき	へんか	きつね	よあけ	じしん	つらら
らせん	こだま	てんき	ほさき	とんぼ	じかん
けいと	いちご	せいと	うさぎ	あいず	しばい
こおり	うちわ	ひばり	まほう	あかじ	かがく
くうき	いふく	にんき	はだし	みなと	つぼみ

覚えたことばを、裏のページの解答用紙にできるだけたくさん書きます。
2分間で、覚えたことばを、いくつ思い出すことができますか？

第 5 週

II 覚えたことばを、2分間で ☐ に書きましょう。

単語記憶テスト解答欄

正答数 ☐ 語

III 別冊 8 ページの「**ストループテスト**」も忘れずに行いましょう。

第26日

今日の漢字 の20字を下の表から見つけて，入口から 衆 まで漢字を線でつなげましょう。また，入口から 衆 までにかかった時間をはかりましょう。

今日の漢字：週（シュウ）　就（シュウ・つく・つける）　衆（シュウ）　集（シュウ・あつめる・あつまる・つどう）　汁（ジュウ・しる）　充（ジュウ・あてる）　住（ジュウ・すむ）　柔（ジュウ・ニュウ・やわらか・やわらかい）　祝（シュク・いわう）　宿（シュク・やど・やどる・やどす）　塾（ジュク）　熟（ジュク・うれる）　出（シュツ・スイ・でる・だす）　述（ジュツ・のべる）　術（ジュツ）　春（シュン・はる）　瞬（シュン・またたく）　巡（ジュン・めぐる）　純（ジュン）　順（ジュン）

入口　開始時刻　分　秒

祝	述	集	住	焼	織	償	紹	炊	商
助	徐	場	塾	宿	週	所	城	象	尋
振	沼	将	準	飾	汁	序	色	浄	章
松	深	消	招	唱	熟	詳	丈	浸	証
心	笑	新	進	触	瞬	署	蒸	親	臣
紹	辛	勝	尽	乗	順	就	暑	審	森
傷	称	針	照	吹	書	術	柔	申	垂
真	条	昇	寝	状	小	召	純	伸	信
職	診	常	除	仁	情	諸	春	出	巡
図	身	人	植	緒	水	殖	床	陣	充
									衆

終了時刻　分　秒　所要時間　分　秒

第26日 漢字の書き取り ――「今日の漢字」より

● 次の――線のカタカナを漢字になおしましょう。

正答率　/20

1. シュウ刊誌を読む。
2. ジュン金の腕輪。
3. みそシルを飲む。
4. 家族がシュウ合する。
5. 早朝にシュッ発する。
6. シュク題を忘れて怒られる。
7. 学習ジュクへ通う。
8. ハル一番が吹く。
9. 携帯電話をジュウ電する。
10. 衣食ジュウ。
11. 理由をノべる。
12. ジュン番に並ぶ。
13. 京都の寺をメグる。
14. 芸ジュツ家を夢見る。
15. ジュク練な考え方。
16. 社長にシュウ任する。
17. シュン のうちに変化する。
18. 果物がジュクす。
19. 明日はシュク日だ。
20. 民シュウのための政治。

第25日 ① 趣 ② 収 ③ 守 ④ 受 ⑤ 終 ⑥ 朱 ⑦ 授 ⑧ 習 ⑨ 酒 ⑩ 修 ⑪ 狩 ⑫ 首 ⑬ 樹 ⑭ 種 ⑮ 殊 ⑯ 秋 ⑰ 周 ⑱ 取 ⑲ 拾 ⑳ 秀

第27日

今日の漢字の20字を下の表から見つけて，入口から招まで漢字を線でつなげましょう。また，入口から招までにかかった時間をはかりましょう。

今日の漢字

準（ジュン）　所（ところ／ショ）　書（かく／ショ）　暑（あつい／ショ）　署（ショ）　緒（お／チョ／ショ）

諸（ショ）　助（すけ／たすける／たすかる／ジョ）　序（ジョ）　徐（ジョ）　除（のぞく／ジョ／ジ）　小（お／ちいさい／ショウ）　召（めす／ショウ）

床（ゆか／とこ／ショウ）　招（まねく／ショウ）　昇（のぼる／ショウ）　松（まつ／ショウ）　沼（ぬま／ショウ）　将（ショウ）　消（けす／きえる／ショウ）

入口

開始時刻　　分　　秒

緒	祝	進	浄	蒸	尋	寝	臣	象	柔
小	署	松	宿	城	色	親	炊	浸	章
熟	集	徐	諸	触	丈	織	森	衆	汁
深	焼	純	所	助	沼	消	準	召	春
状	新	詳	就	唱	出	振	術	将	述
寝	情	尽	乗	住	商	審	伸	昇	巡
傷	仁	殖	吹	場	週	証	陣	暑	瞬
真	条	水	心	笑	飾	充	償	除	順
職	診	常	称	辛	勝	申	塾	床	垂
図	身	人	植	紹	針	照	信	序	書
									招

終了時刻　　分　　秒　　所要時間　　分　　秒

第27日 漢字の書き取り──「今日の漢字」より

正答率　/20

●次の──線のカタカナを漢字になおしましょう。

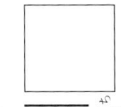

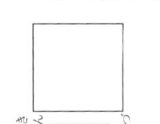

1. ヌマ地に生息する生き物。
2. 近ジョ付き合い。
3. ショ名なつ印する。
4. ソロモンショ島。
5. 上ショウ気流。
6. 規模を縮ショウする。
7. ショウ棋を指す。
8. スケ太刀する。
9. ユカに座り込む。
10. メンバーをショウ集する。
11. ショ中見舞い。
12. ジョ行運転。
13. 掃ジョ当番。
14. ショウ待状を出す。
15. ショ面で通知する。
16. 社会の秩ジョを守る。
17. 下駄の鼻オが切れる。
18. ぬかりなくジュン備する。
19. ショウ竹梅。
20. 傷口をショウ毒する。

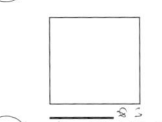

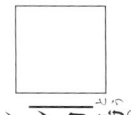

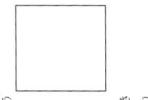

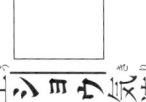

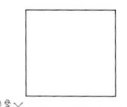

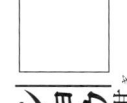

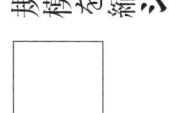

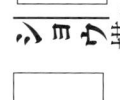

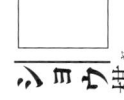

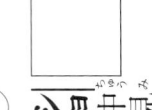

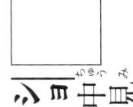

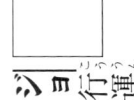

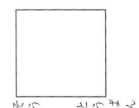

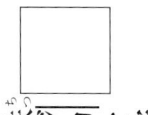

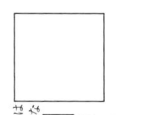

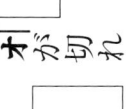

第26日 (1) 週 (2) 純 (3) 汁 (4) 集 (5) 出 (6) 宿 (7) 塾 (8) 春 (9) 充 (10) 住 (11) 述 (12) 順 (13) 巡 (14) 術 (15) 柔 (16) 就 (17) 瞬 (18) 熟 (19) 祝 (20) 祭

第28日

今日の漢字の20字を下の表から見つけて、入口から勝まで漢字を線でつなげましょう。また、入口から勝までにかかった時間をはかりましょう。

今日の漢字

称ショウ	笑ショウ（えむ・わらう）	唱ショウ（となえる）	商ショウ（あきなう）	章ショウ	紹ショウ
勝ショウ（かつ・まさる）	焼ショウ（やける）	証ショウ	象ショウ・ゾウ	傷ショウ（きず・いたむ・いためる）	照ショウ（てる・てらす）	詳ショウ（くわしい）
償ショウ（つぐなう）	丈ジョウ（たけ）	条ジョウ	状ジョウ	乗ジョウ（のる・のせる）	城ジョウ（しろ）	浄ジョウ

入口 ↓　　　　　　　　　　　　　　　　　　　開始時刻 ___分 ___秒

焼	昇	就	振	述	図	森	暑	織	術
傷	紹	浄	償	信	純	色	親	署	臣
所	緒	小	商	将	進	準	浸	尋	宿
熟	情	諸	状	序	巡	審	蒸	集	炊
心	瞬	吹	唱	召	場	出	陣	触	祝
寝	辛	殖	丈	助	新	飾	柔	垂	伸
塾	仁	書	証	沼	順	深	申	衆	尽
診	春	真	称	乗	照	条	象	松	住
職	人	常	週	除	招	消	笑	城	章
図	身	水	植	充	針	汁	徐	床	詳
									勝

終了時刻 ___分 ___秒　　所要時間 ___分 ___秒

第28日 漢字の書き取り──「今日の漢字」より

● 次の──線のカタカナを漢字になおしましょう。

正答率 □/20

1. 勲**ショウ**を付ける。
2. **ジョウ**約を締結する。
3. 魚を**ヤ**く。
4. 知人を**ショウ**介する。
5. 不思議な現**ショウ**。
6. 合**ショウ**コンクールに出る。
7. 無実を**ショウ**明する。
8. **ショウ**売繁盛。
9. 大声で**ワラ**う。
10. **クワ**しく説明する。
11. 損害を弁**ショウ**する。
12. 残高を**ショウ**会する。
13. **シロ**跡を訪ねる。
14. **ジョウ**水場を見学する。
15. **ショウ**用事。
16. 団体の名**ショウ**を決める。
17. 本当のことを白**ジョウ**する。
18. **ショウ**敗が決まる。
19. **ジョウ**夫で健康な体。
20. 古**キズ**が痛む。

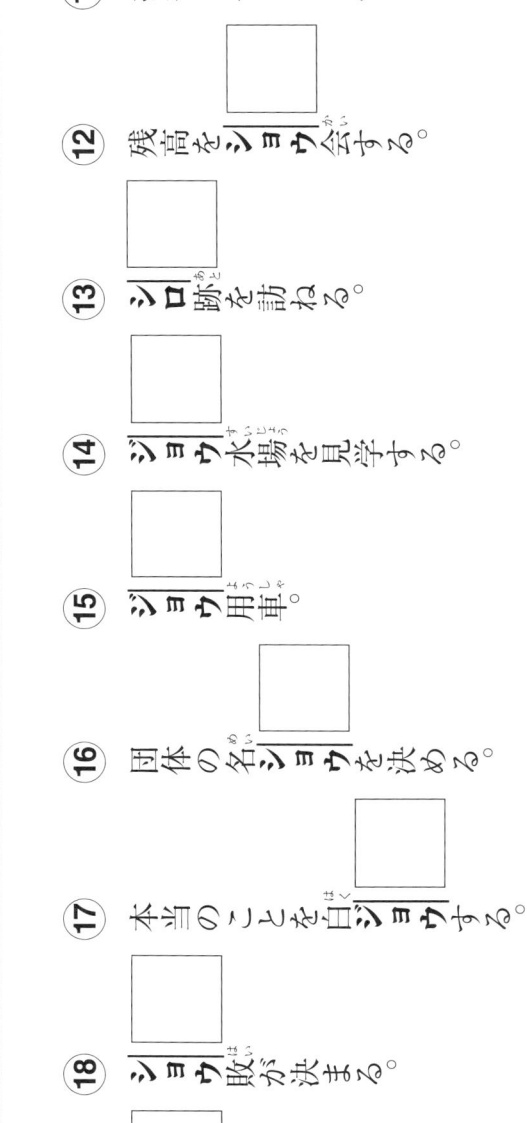

第27日 ① 沼 ② 所 ③ 署 ④ 諸 ⑤ 昇 ⑥ 小 ⑦ 将 ⑧ 助 ⑨ 床 ⑩ 召 ⑪ 暑 ⑫ 徐 ⑬ 除 ⑭ 招 ⑮ 書 ⑯ 序 ⑰ 緒 ⑱ 準 ⑲ 松 ⑳ 消

第29日

今日の漢字の20字を下の表から見つけて、入口から植まで漢字を線でつなげましょう。また、入口から植までにかかった時間をはかりましょう。

今日の漢字: 常(とこ/ジョウ)　情(なさけ/ジョウ・セイ)　場(ば/ジョウ)　蒸(むす/むれる/むらす/ジョウ)　色(いろ/ショク・シキ)　植(うえる/うわる/ショク)　殖(ふえる/ふやす/ショク)　飾(かざる/ショク)　触(さわる/ふれる/ショク)　織(おる/ショク・シキ)　職(ショク)　心(こころ/シン)　申(もうす/シン)　伸(のびる/のばす/のべる/シン)　臣(シン・ジン)　身(み/シン)　辛(からい/シン)　信(シン)　振(ふる/ふるう/ふれる/シン)　浸(ひたす/ひたる/シン)

開始時刻　　分　　秒

飾	書	水	松	住	傷	除	充	準	週
職	辛	場	城	笑	熟	診	昇	塾	緒
唱	沼	殖	助	衆	勝	瞬	人	称	春
吹	焼	信	心	常	浄	照	所	図	紹
床	集	乗	真	臣	新	柔	針	諸	就
汁	将	償	詳	蒸	条	召	出	寝	小
徐	宿	商	祝	浸	織	情	伸	進	仁
尋	招	術	証	状	暑	深	振	親	巡
象	垂	消	順	審	述	序	申	触	色
森	章	炊	紹	署	陣	純	尽	丈	身
									植

終了時刻　　分　　秒　　所要時間　　分　　秒

第29日 漢字の書き取り──「今日の漢字」より

● 次の──線のカタカナを漢字になおしましょう。

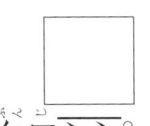

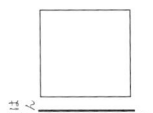

正答率　/20

1. 言葉をシシに おさえる。
2. 自分自シン。
3. 動物が繁ショクする。
4. 品物をショクする。
5. シン頼できる人物。
6. 苗をウえる。
7. 成績がノびる。
8. 学校のショク員室。
9. 大シンに抜擢する。
10. 自己シン告。
11. 素手でフれる。
12. ショウ気機関車。
13. 運動ジョウ。
14. 冷たい水にヒたす。
15. 花をカザる。
16. 料理に香シン料をかける。
17. 悪の組シキ。
18. 世界の中シン。
19. 人ジョウに厚い。
20. 非ジョウ事態。

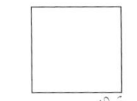

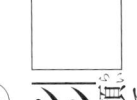

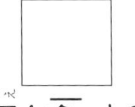

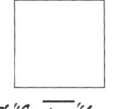

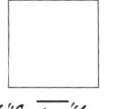

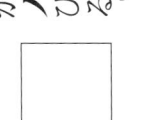

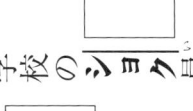

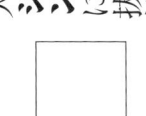

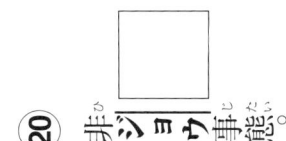

第28日 ①草 ②条 ③焼 ④紹 ⑤象 ⑥唱 ⑦証 ⑧商 ⑨笑 ⑩詳 ⑪償 ⑫照 ⑬城 ⑭浄 ⑮乗 ⑯称 ⑰状 ⑱勝 ⑲丈 ⑳傷

答えは78ページにあります

第30日

今日の漢字の20字を下の表から見つけて、入口から進まで漢字を線でつなげましょう。また、入口から進までにかかった時間をはかりましょう。

今日の漢字

真(シン/ま)	針(シン/はり)	深(シン/ふかい・ふかまる・ふかめる)	進(シン/すすむ・すすめる)	森(シン/もり)	診(シン/みる)
寝(シン/ねる・ねかす)	新(シン/あたらしい・あらた・にい)	審(シン)	親(シン/おや・したしい・したしむ)	人(ジン・ニン/ひと)	仁(ジン・ニ)	尽(ジン/つきる・つくす・つかす)
陣(ジン)	尋(ジン/たずねる)	図(ト・ズ/はかる)	水(スイ/みず)	吹(スイ/ふく)	垂(スイ/たれる・たらす)	炊(スイ/たく)

開始時刻　　分　　秒

図	森	昇	柔	除	植	勝	準	常	称
条	人	辛	集	傷	充	小	職	緒	住
述	診	垂	深	伸	衆	笑	週	紹	諸
床	浸	償	親	陣	寝	吹	針	信	情
触	序	祝	焼	身	心	振	尽	丈	所
春	蒸	暑	書	詳	飾	照	審	松	就
章	塾	城	術	助	乗	殖	炊	尋	出
純	象	熟	証	宿	召	場	臣	仁	状
招	巡	色	署	商	汁	沼	浄	水	申
順	消	瞬	織	徐	将	集	唱	新	真
									進

終了時刻　　分　　秒　　所要時間　　分　　秒

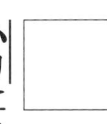

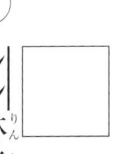

第30日 漢字の書き取り──「今日の漢字」より

●次の――線のカタカナを漢字になおしましょう。

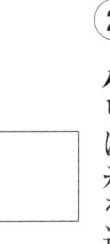

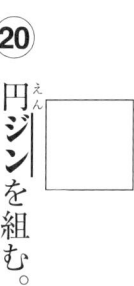

正答率 　/20

① シン林地帯。
② ハリに糸を通す。
③ 誠意をツくす。
④ 前シンあるのみ。
⑤ シン戚が集まる。
⑥ スイ奏楽部に入る。
⑦ スイ直な壁。
⑧ シン義を通す。
⑨ 就シン時間になる。
⑩ 成ジン式に出る。
⑪ スイ分を補給する。
⑫ 純シンな心。
⑬ シン海魚。
⑭ シン聞を読む。
⑮ 病院でシン察してもらう。
⑯ ホシ星を指さされる。
⑰ ご飯をタく。
⑱ 不シンな男に職務質問する。
⑲ ジン常ではない暑さ。
⑳ 円ジンを組む。

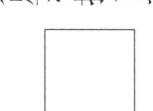

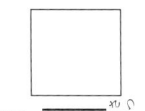

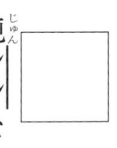

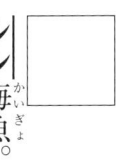

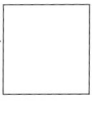

第29日 ① 振 ② 身 ③ 殖 ④ 色 ⑤ 信 ⑥ 植 ⑦ 伸 ⑧ 職 ⑨ 臣 ⑩ 申 ⑪ 触 ⑫ 蒸 ⑬ 場 ⑭ 浸 ⑮ 飾 ⑯ 羊 ⑰ 織 ⑱ 心 ⑲ 情 ⑳ 常

第6週　前頭葉機能検査　　月　日

Ⅰ カウンティングテスト

1から120までを声に出してできるだけ早く数えます。数え終わるまでにかかった時間を計りましょう。

　　　　　　　　　　　　　　　　　　　　　　　　　　　　秒

Ⅱ 単語記憶テスト

まず、次のことばを、**2分間**で、できるだけたくさん覚えます。

ほんき	ふきん	あたま	きまり	きぜつ	ひよこ
めばえ	たいら	みかた	ふそく	たぬき	ひので
わかめ	かえる	せんぞ	どうわ	あさひ	なまず
いけん	ぜんや	きそく	すいじ	はしら	みかん
じじつ	あそび	わかば	やすみ	いのち	もくば

覚えたことばを、裏のページの解答用紙にできるだけたくさん書きます。
2分間で、覚えたことばを、いくつ思い出すことができますか？

第6週

II 覚えたことばを、2分間で☐に書きましょう。

単語記憶テスト解答欄

正答数 ☐ 語

（解答欄：3列×10行の空欄）

III 別冊9ページの「**ストループテスト**」も忘れずに行いましょう。

第31日

今日の漢字の20字を下の表から見つけて、入口から成まで漢字を線でつなげましょう。また、入口から成までにかかった時間をはかりましょう。

今日の漢字

粋(スイ・いき)　推(スイ・おす)　酔(スイ・よう)　遂(スイ・とげる)　睡(スイ)　数(スウ・かぞえる)

杉(すぎ)　寸(スン)　井(セイ・ショウ・い)　世(セイ・よ)　成(セイ・ジョウ・なす)　西(セイ・サイ・にし)　声(セイ・ショウ・こえ・こわ)

制(セイ)　姓(セイ・ショウ)　性(セイ・ショウ)　青(セイ・ショウ・あお・あおい)　政(セイ・ショウ・まつりごと)　星(セイ・ショウ・ほし)　省(セイ・ショウ・かえりみる・はぶく)

入口 → 開始時刻　　分　　秒

杉	睡	声	席	夕	像	折	素	跡	続
息	晴	遂	青	寸	責	舌	全	即	速
然	臓	窓	製	推	省	制	粋	整	潜
繊	訴	造	祖	昔	聖	勢	世	想	送
想	戦	相	壮	鮮	積	銭	姓	創	泉
選	蔵	宣	巣	草	績	籍	星	石	争
浅	善	促	節	騒	説	切	井	誠	接
装	線	組	測	雪	贈	専	性	酔	西
走	増	前	奏	設	先	則	精	税	政
側	倉	束	粗	掃	占	洗	族	属	数
									成

終了時刻　　分　　秒　　所要時間　　分　　秒

第31日 漢字の書き取り――「今日の漢字」より

次の――線のカタカナを漢字になおしましょう。

正答率　/20

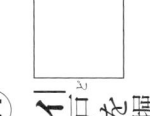

① 任務を**スイ**行する。
② **セイ**銅の像。
③ 生**スイ**の日本人。
④ 夏の夜の**ホシ**空。
⑤ 名**セイ**をとどろかせる。
⑥ 計画を**スイ**進する。
⑦ 学校の**セイ**服を着る。
⑧ **スン**法を測る。
⑨ 麻**スイ**を打つ。
⑩ 二十一**セイ**紀。
⑪ **イ**戸を掘る。
⑫ 東**サイ**南北。
⑬ **カゾ**え年で六十歳。
⑭ **スギ**並木。
⑮ 反**セイ**する。
⑯ **セイ**治家をめざす。
⑰ 意見に賛**セイ**する。
⑱ 同**セイ**同名の人。
⑲ 相**ショウ**が良い。
⑳ 十分な**スイ**眠が大切だ。

第30日 ① 森 ② 針 ③ 尽 ④ 進 ⑤ 親 ⑥ 吹 ⑦ 垂 ⑧ 仁 ⑨ 寝 ⑩ 人 ⑪ 水 ⑫ 真 ⑬ 深 ⑭ 新 ⑮ 診 ⑯ 図 ⑰ 炊 ⑱ 審 ⑲ 尋 ⑳ 陣

答えは84ページにあります。

第32日

今日の漢字の20字を下の表から見つけて、入口から整まで漢字を線でつなげましょう。また、入口から整までにかかった時間をはかりましょう。

今日の漢字

晴 はれる/セイ	勢 いきおい/セイ	聖 セイ	誠 まこと/セイ	精 セイ/ショウ	製 セイ
整 ととのえる/ととのう/セイ	税 ゼイ	夕 ゆう/セキ	石 いし/セキ/コク/シャク	昔 むかし/セキ/シャク	席 セキ	責 せめる/セキ
跡 あと/セキ	積 つむ/つもる/セキ	績 セキ	籍 セキ	切 きれる/きる/サイ/セツ	折 おれる/おる/セツ	接 つぐ/セツ

入口

開始時刻 　分　　秒

昔	製	誠	星	然	属	遂	銭	潜	争
設	青	接	節	想	推	舌	鮮	族	素
騒	線	責	制	世	装	粋	測	酔	繊
性	造	晴	籍	聖	夕	跡	占	送	祖
戦	西	先	洗	成	政	折	姓	贈	省
側	数	前	臓	巣	泉	石	声	選	息
睡	浅	訴	粗	続	窓	勢	績	席	全
善	井	則	増	走	速	雪	宣	精	専
蔵	奏	寸	壮	繊	倉	即	創	切	説
組	束	相	杉	促	草	掃	像	税	積
									整

終了時刻 　分　　秒　　所要時間 　分　　秒

第32日 漢字の書き取り——「今日の漢字」より

次の――線のカタカナを漢字になおしましょう。

正答率 /20

1. **セイ**実な人。
2. 図形の面**セキ**を求める。
3. **セキ**任感の強い人。
4. 鉄の棒が**オ**れる。
5. 高い宝**セキ**を買う。
6. **セイ**力を拡大する。
7. **セツ**着剤。
8. **セツ**実な訴え。
9. 遺**セキ**を調査する。
10. 消費**ゼイ**を納める。
11. 交通**セイ**理。
12. 部屋に大量の書**セキ**がある。
13. 神**セイ**な儀式。
14. 電車の優先**セキ**。
15. 成**セキ**が上がる。
16. 一朝一**セキ**。
17. **ムカシ**の話をする。
18. 新**セイ**品の紹介。
19. 仕事に**セイ**を出す。
20. 快**セイ**の天気。

第31日 ①逐 ②青 ③粋 ④星 ⑤声 ⑥推 ⑦制 ⑧寸 ⑨酔 ⑩世 ⑪井 ⑫西 ⑬数 ⑭杉 ⑮省 ⑯政 ⑰成 ⑱姓 ⑲性 ⑳睡

第33日

今日の漢字の20字を下の表から見つけて、入口から選まで漢字を線でつなげましょう。また、入口から選までにかかった時間をはかりましょう。

今日の漢字

設（もうける）	雪（ゆき）	節（ふし）	説（とく）	舌（した）	占（うらなう）
先（さき）	宣（セン）	専（もっぱら）	泉（いずみ）	浅（あさい）	洗（あらう）	戦（たたかう）
銭（ぜに）	潜（ひそむ）	線（セン）	選（えらぶ）	繊（セン）	鮮（あざやか）	全（すべて）

入口 ↓

開始時刻　分　秒

雪	占	前	青	倉	西	粗	束	績	側
接	泉	想	即	政	聖	数	奏	増	昔
組	舌	切	勢	像	省	創	税	性	測
睡	銭	訴	祖	石	属	声	窓	跡	成
晴	専	洗	鮮	善	精	息	制	速	夕
遂	然	折	説	繊	浅	先	全	争	掃
騒	推	製	素	積	籍	走	節	壮	星
続	則	酔	席	装	杉	巣	潜	宣	送
臓	誠	族	姓	整	贈	寸	相	戦	草
世	造	掃	促	井	責	蔵	粋	線	設
									選

終了時刻　分　秒　　所要時間　分　秒

第33日 漢字の書き取り——「今日の漢字」より

● 次の——線のカタカナを漢字になおしましょう。

正答率 　/20

1. **セツ**分に豆まきをする。
2. 最**セン**端の技術。
3. 技術を独**セン**する。
4. **セツ**計図。
5. 選手**セン**誓。
6. **セン**門家。
7. **ユキ**が降る。
8. **セン**明な記憶。
9. 立てこもり犯を**セツ**得する。
10. 川の**アサ**瀬で遊ぶ。
11. ノートに**セン**を引く。
12. 好きなものを**エラ**ぶ。
13. **シタ**が肥える。
14. 温**セン**旅行にいく。
15. **セン**争反対。
16. **セン**濯機を回す。
17. 彼は心が**セン**細だ。
18. **ゼン**国的に晴れの日。
19. 小**ゼニ**を出す。
20. **セン**水艦の艦長。

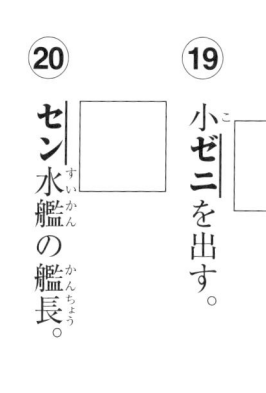

第32日 ① 誠 ② 積 ③ 貴 ④ 折 ⑤ 石 ⑥ 勢 ⑦ 接 ⑧ 切 ⑨ 跡 ⑩ 税 ⑪ 整 ⑫ 籍 ⑬ 聖 ⑭ 席 ⑮ 績 ⑯ 夕 ⑰ 昔 ⑱ 製 ⑲ 精 ⑳ 晴

第34日

今日の漢字の20字を下の表から見つけて、入口から走まで漢字を線でつなげましょう。
また、入口から走までにかかった時間をはかりましょう。

今日の漢字

前(ゼン・まえ)	善(ゼン・よい)	然(ゼン・ネン)	祖(ソ)	素(ス・ソ)	粗(ソ・あらい)
組(ソ・くむ)	訴(ソ・うったえる)	壮(ソウ)	争(ソウ・あらそう)	走(ソウ・はしる)	奏(ソウ・かなでる)	相(ソウ・ショウ・あい)
草(ソウ・くさ)	送(ソウ・おくる)	倉(ソウ・くら)	掃(ソウ・はく)	巣(ソウ・す)	窓(ソウ・まど)	創(ソウ・つくる)

入口 開始時刻 ___分 ___秒

訴	装	姓	籍	臓	世	製	側	折	績
奏	祖	巣	粗	即	続	跡	遂	測	節
蔵	説	雪	相	善	窓	素	設	責	束
睡	選	整	想	繊	造	争	草	騒	接
聖	井	戦	昔	成	属	則	前	先	促
声	舌	制	占	税	性	族	壮	贈	浅
銭	数	泉	西	専	勢	政	掃	増	席
石	宣	杉	製	省	鮮	精	然	送	創
粋	夕	線	寸	潜	星	洗	速	息	組
切	推	積	全	酔	誠	青	晴	像	倉
									走

終了時刻 ___分 ___秒　所要時間 ___分 ___秒

第34日 漢字の書き取り──「今日の漢字」より

● 次の──線のカタカナを漢字になおしましょう。

正答率 /20

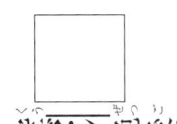

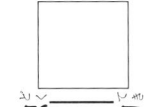

1. 紛ソウが解決に向かう。
2. 空ゼン絶後。
3. 独ソウ的なアイデア。
4. 落ち葉をハく。
5. 全力でイドむ。
6. 先ソの墓に参る。
7. 一日一ゼン。
8. 特別天然キ念物。
9. ソウ大な物語。
10. 赤グミが勝つ。
11. ソウ別会を開く。
12. 楽器を演ソウする。
13. 弁護士にソウ談する。
14. 鳥のス。
15. 加害者をツカまえる。
16. ソ大ごみを出す。
17. ソウ庫に入る。
18. 同ソウ会。
19. ソウ原に寝転ぶ。
20. ス性のわからない人物。

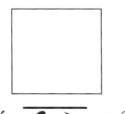

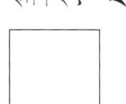

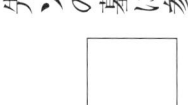

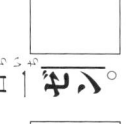

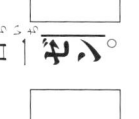

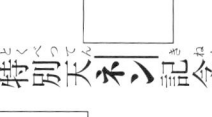

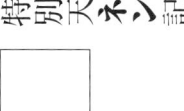

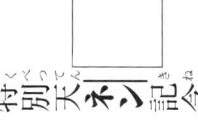

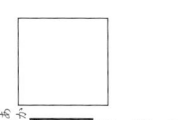

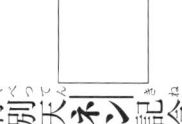

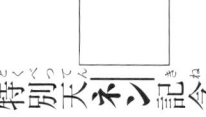

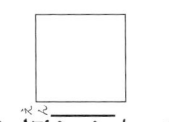

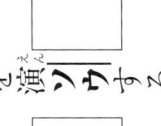

第33日 ① 節 ② 先 ③ 占 ④ 設 ⑤ 宣 ⑥ 専 ⑦ 雪 ⑧ 鮮 ⑨ 説 ⑩ 浅 ⑪ 線 ⑫ 選 ⑬ 舌 ⑭ 泉 ⑮ 戦 ⑯ 洗 ⑰ 繊 ⑱ 全 ⑲ 銭 ⑳ 潜

答えは90ページにあります

第35日

今日の漢字の20字を下の表から見つけて、入口から速まで漢字を線でつなげましょう。また、入口から速までにかかった時間をはかりましょう。

今日の漢字

装 よそおう ソウ	想 ソウ	騒 さわぐ ソウ	造 つくる ゾウ	像 ゾウ	増 ふえる ふやす ゾウ
蔵 くら ゾウ	贈 おくる ゾウ	臓 ゾウ	即 ソク	束 たば ソク	促 うながす ソク	則 ソク
息 いき ソク	速 ソク・はやい はやめる はやまる すみやか	側 がわ ソク	測 はかる ソク	族 ゾク	属 ゾク	続 つづく つづける ゾク

開始時刻 ☐分 ☐秒

束	組	勢	推	雪	晴	成	浅	数	折
蔵	騒	続	臓	巣	線	製	性	占	粋
奏	創	送	促	整	杉	選	昔	青	設
精	省	戦	属	相	席	西	洗	績	政
舌	夕	星	造	銭	宣	切	声	先	籍
積	泉	跡	測	走	全	節	責	制	繊
酔	素	説	贈	則	像	族	想	即	掃
石	寸	祖	専	窓	争	粗	草	増	装
誠	晴	井	然	潜	前	聖	世	壮	息
倉	遂	接	姓	訴	鮮	善	税	睡	側
									速

終了時刻 ☐分 ☐秒　所要時間 ☐分 ☐秒

第35日 漢字の書き取り ――「今日の漢字」より

次の――線のカタカナを漢字になおしましょう。

① 工事の**ソウ**音。
② あのチームは結**ソク**が固い。
③ 心**ゾウ**の鼓動。
④ 試合を**ソウ**行する。
⑤ 記念品を**ゾウ**呈する。
⑥ あらゆる可能性を**ソウ**定する。
⑦ 法**ソク**を見つける。
⑧ 遊牧民**ゾク**。
⑨ **ソク**席ラーメンを作る。
⑩ 裏**ガワ**に回り込む。

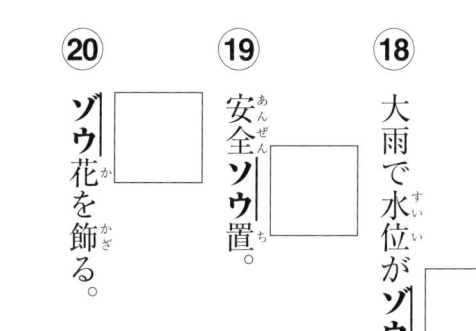

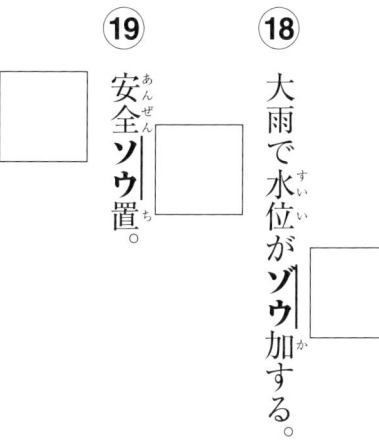

⑪ ナポレオンの肖**ゾウ**画。
⑫ 休**ソク**を取る。
⑬ 図書館の**ゾウ**書。
⑭ 金**ゾク**製の椅子。
⑮ 返事を**ウナガ**す。
⑯ 車の**ソク**度を落とす。
⑰ 結果を予**ソウ**する。
⑱ 大雨で水位が**ゾウ**加する。
⑲ 安全**ソウ**置。
⑳ **ソウ**花を飾る。

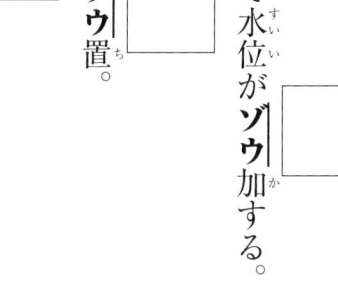

正答率 /20

第34日
① 争 ② 前 ③ 創 ④ 掃 ⑤ 走 ⑥ 租 ⑦ 善 ⑧ 然 ⑨ 壮 ⑩ 組 ⑪ 送 ⑫ 奏 ⑬ 相 ⑭ 巣 ⑮ 訴 ⑯ 粗 ⑰ 倉 ⑱ 総 ⑲ 草 ⑳ 素

答えは94ページにあります

第7週　前頭葉機能検査　　　　　　　□月□日

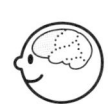

Ⅰ　カウンティングテスト

1から120までを声に出してできるだけ早く数えます。数え終わるまでにかかった時間を計りましょう。

　　　　　　　　　　　　　　　　　　　　　　　　　□秒

Ⅱ　単語記憶テスト

まず、次のことばを、**2分間**で、できるだけたくさん覚えます。

くるま	まつり	うりね	ひかり	ずかん	ひびき
いわし	せいり	ぼたん	しじみ	きぶん	せいじ
せりふ	どうさ	つくし	しばふ	ほこり	きもち
しみず	へんじ	さわぎ	きぼう	あいて	あまど
あくび	ほくろ	ねがい	さざえ	はだか	うしろ

覚えたことばを、裏のページの解答用紙にできるだけたくさん書きます。
2分間で、覚えたことばを、いくつ思い出すことができますか？

第7週

II 覚えたことばを、2分間で□に書きましょう。

単語記憶テスト解答欄

正答数 □ 語

（解答欄：3列×10行の空欄）

III 別冊10ページの「**ストループテスト**」も忘れずに行いましょう。

第36日

月　日

今日の漢字の20字を下の表から見つけて、入口から待まで漢字を線でつなげましょう。
また、入口から待までにかかった時間をはかりましょう。

今日の漢字

卒(ソツ)　率(ソツ/リツ/ひきいる)　存(ソン/ゾン)　村(ソン/むら)　孫(ソン/まご)　他(タ/ほか)

多(タ/おおい)　打(ダ/うつ)　太(タイ/ふとい/ふとる)　対(タイ/ツイ)　体(タイ/テイ/からだ)　待(タイ/まつ)　退(タイ/しりぞく/しりぞける)

帯(タイ/おびる/おび)　貸(タイ/かす)　隊(タイ)　滞(タイ/とどこおる)　台(ダイ/タイ)　第(ダイ)　題(ダイ)

入口　　　　　　　　　　　　　　　　　　　　　　　　開始時刻　　分　　秒

太	宅	泥	談	鳥	断	鍛	脱	奪	淡
帯	他	率	滞	択	調	値	長	拓	探
棚	卓	誕	退	担	致	賃	築	訂	笛
貯	偵	遅	題	団	聴	秩	抵	昼	沢
帝	彫	的	孫	段	駐	追	沖	庭	虫
知	堤	超	隊	短	宙	張	邸	柱	締
珍	竹	池	卒	打	第	存	多	単	帳
笛	潮	仲	置	沈	男	茶	台	弾	停
澄	陳	眺	注	中	低	地	体	村	朝
程	頂	底	町	弟	忠	亭	炭	貸	対
									待

終了時刻　　分　　秒　　所要時間　　分　　秒

第36日 漢字の書き取り──「今日の漢字」より

●次の──線のカタカナを漢字になおしましょう。

正答率　/20

① 不況で会社がソン続の危機。
② 作品にダイ名を付ける。
③ タイ力本願だ。
④ 車が渋タイに巻き込まれる。
⑤ 自宅でタイ機する。
⑥ 地方の集ソンにいく。
⑦ まぶしいタイ陽。
⑧ 成功する確リツは低い。
⑨ 賃タイマンション。
⑩ タイ策を練る。

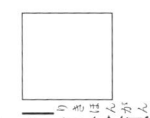

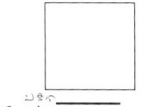

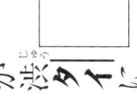

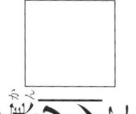

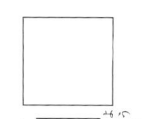

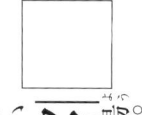

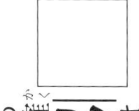

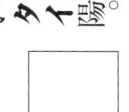

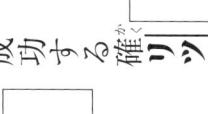

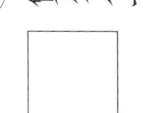

⑪ 学校をソツ業する。
⑫ 及ダイ点を取る。
⑬ 部タイを指揮する。
⑭ タイ数決で決める。
⑮ 困難をダ破する。
⑯ マゴをかわいがる。
⑰ タイ面を気にする。
⑱ タイ風が来る。
⑲ 安全地タイ。
⑳ タイ却する。

第35日 ① 騒 ② 束 ③ 臓 ④ 続 ⑤ 贈 ⑥ 想 ⑦ 則 ⑧ 族 ⑨ 即 ⑩ 側 ⑪ 像 ⑫ 息 ⑬ 蔵 ⑭ 属 ⑮ 促 ⑯ 速 ⑰ 測 ⑱ 増 ⑲ 装 ⑳ 造

答えは96ページにあります

94

第37日

今日の漢字 の20字を下の表から見つけて，入口から 単 まで漢字を線でつなげましょう。また，入口から 単 までにかかった時間をはかりましょう。

今日の漢字
宅（タク）　択（タク）　沢（タク・さわ）　卓（タク）　拓（タク）　脱（ダツ・ぬぐ/ぬげる）　奪（ダツ・うばう）　棚（たな）　担（タン・かつぐ/になう）　単（タン）　炭（タン・すみ）　探（タン・さぐる/さがす）　淡（タン・あわい）　短（タン・みじかい）　誕（タン）　鍛（タン・きたえる）　団（ダン・トン）　男（ダン・ナン・おとこ）　段（ダン）　断（ダン・ことわる/たつ）

入口 → 開始時刻　分　秒

棚	誕	隊	致	帳	賃	秩	遅	鳥	村
締	炭	択	男	台	対	追	待	町	打
超	滞	退	奪	拓	断	第	体	抵	茶
築	彫	庭	聴	沖	宅	淡	短	貸	邸
陳	値	貯	停	朝	題	宙	卓	鍛	帯
竹	澄	的	忠	孫	張	柱	地	脱	太
眺	知	頂	偵	中	卒	駐	調	段	弾
堤	町	程	長	亭	置	率	他	沢	談
珍	帝	注	訂	昼	低	池	存	探	多
笛	潮	弟	仲	底	虫	沈	泥	担	団

→ 単

終了時刻　分　秒　　所要時間　分　秒

第37日 漢字の書き取り ——「今日の漢字」より

月　日

正答率 　/20

● 次の——線のカタカナを漢字になおしましょう。

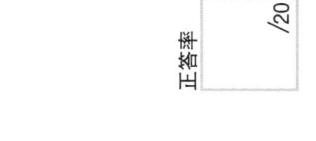

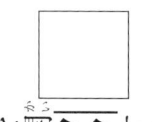

① スミ火で焼く。
② タッ球をする。
③ 未開の地を開タクする。
④ タナからぼたもち。
⑤ タン任の先生。
⑥ 右の道を選タクする。
⑦ タン生日を祝う。
⑧ 金品をウバわれる。
⑨ タン偵に依頼する。
⑩ 英タン語のテスト。
⑪ タン気な性格。
⑫ 脳をキタえる。
⑬ サオで水をくむ。
⑭ 判タンに迷う。
⑮ アワい色合い。
⑯ タク配便を受け取る。
⑰ 上着をヌぐ。
⑱ 階ダンを上る。
⑲ 兄は長ナンだ。
⑳ 布トンを干す。

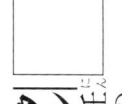

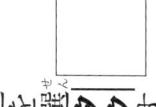

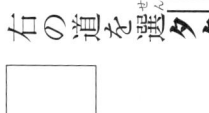

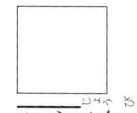

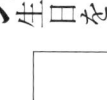

第36日 ① 存 ② 題 ③ 他 ④ 諸 ⑤ 待 ⑥ 村 ⑦ 太 ⑧ 率 ⑨ 貧 ⑩ 対 ⑪ 卒 ⑫ 第 ⑬ 隊 ⑭ 多 ⑮ 打 ⑯ 孫 ⑰ 体 ⑱ 台 ⑲ 帯 ⑳ 退

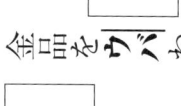

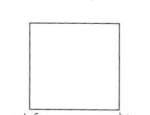

答えは98ページにあります

第38日

今日の漢字の20字を下の表から見つけて、入口から茶まで漢字を線でつなげましょう。また、入口から茶までにかかった時間をはかりましょう。

今日の漢字

弾(ダン/はずむ/ひく)	談(ダン)	地(ジ/チ)	池(チ/いけ)	知(チ/しる)	値(チ/ね/あたい)
致(チ/いたす)	遅(チ/おくれる/おくらす/おそい)	置(チ/おく)	竹(チク/たけ)	築(チク/きずく)	秩(チツ)	茶(チャ/サ)
中(チュウ/ジュウ/なか)	仲(チュウ/なか)	虫(チュウ/むし)	沖(チュウ/おき)	宙(チュウ)	忠(チュウ)	注(チュウ/そそぐ)

開始時刻　　分　　秒

入口 ↓

置	頂	底	孫	邸	澄	貸	鍛	程	滞
築	沖	柱	陳	対	追	鳥	帯	炭	訂
誕	弾	断	聴	賃	多	奪	調	退	脱
弟	値	仲	駐	低	抵	打	探	泥	隊
存	昼	池	卒	棚	亭	庭	太	張	停
担	男	秩	注	長	沢	偵	締	体	朝
台	単	村	談	段	率	超	的	宅	待
卓	第	拓	虫	短	眺	他	沈	淡	択
鍛	帝	題	遅	宙	竹	致	中	地	忠
堤	潮	笛	貯	珍	団	帳	町	彫	知
									茶

終了時刻　　分　　秒　　所要時間　　分　　秒

第38日 漢字の書き取り——「今日の漢字」より

次の——線のカタカナを漢字になおしましょう。

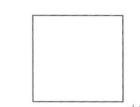

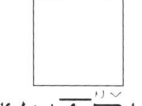

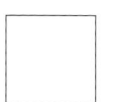

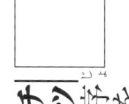

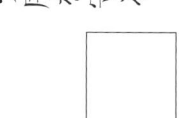

① 夏に怪**ダン**を聞く。
② **チュウ**誠を誓う。
③ 学校に**チ**刻する。
④ 機械を誤設**チ**する。
⑤ 喫**サ**店。
⑥ 空から**チ**上を見下ろす。
⑦ 船を**キ**く出す。
⑧ **チツ**序を守る。
⑨ けんかを**チュウ**裁する。
⑩ 昆**チュウ**採集。

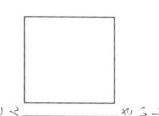

⑪ 価**チ**の高い品物。
⑫ 貯水**チ**。
⑬ 真実を**チ**る。
⑭ 集**チュウ**する。
⑮ 私語を**チュウ**意する。
⑯ 新**チク**の家。
⑰ **チュウ**返りをする。
⑱ **チク**馬の友。
⑲ 筆跡が一**チ**する。
⑳ ピアノを**ヒ**く。

正答率 /20

第37日 ① 炭 ② 卓 ③ 拓 ④ 棚 ⑤ 担 ⑥ 択 ⑦ 誕 ⑧ 奪 ⑨ 探 ⑩ 単 ⑪ 短 ⑫ 鍛 ⑬ 沢 ⑭ 断 ⑮ 淡 ⑯ 宅 ⑰ 脱 ⑱ 段 ⑲ 男 ⑳ 団

第39日

今日の漢字の20字を下の表から見つけて、入口から眺まで漢字を線でつなげましょう。また、入口から眺までにかかった時間をはかりましょう。

今日の漢字

昼(ひる/チュウ)	柱(はしら/チュウ)	駐(チュウ)	貯(チョ)	町(まち/チョウ)	長(ながい/チョウ)

帳(チョウ)	張(はる/チョウ)	彫(ほる/チョウ)	眺(ながめる/チョウ)	頂(いただく/チョウ)	鳥(とり/チョウ)	朝(あさ/チョウ)

超(こえる/チョウ)	潮(しお/チョウ)	澄(すむ/チョウ)	調(しらべる・ととのえる/チョウ)	聴(きく/チョウ)	沈(しずむ・しずめる/チン)	珍(めずらしい/チン)

入口 開始時刻 □分 □秒

朝	茶	締	体	笛	卒	誕	村	拓	孫
帳	調	訂	宅	隊	堤	率	断	対	単
陳	駐	超	底	択	滞	的	存	知	太
題	脱	珍	彫	町	仲	台	泥	他	竹
奪	待	中	虫	貯	長	潮	昼	忠	多
帝	探	打	炭	宙	抵	築	澄	沢	程
遅	棚	団	退	鍛	追	庭	鳥	沖	卓
段	偵	淡	談	第	弾	邸	聴	柱	注
村	短	亭	男	致	帯	値	停	頂	張
池	置	担	低	地	弟	貸	秩	賃	沈
									眺

終了時刻 □分 □秒　所要時間 □分 □秒

第39日 漢字の書き取り ――「今日の漢字」より

正答率 /20

次の――線のカタカナを漢字になおしましょう。

① **チョウ**診器を当てる。
② **チュウ**車場。
③ **ス**んだ音色。
④ 市**チョウ**村。
⑤ 景色を**ナガ**める。
⑥ 飛ぶ**トリ**を落とす勢い。
⑦ **チン**没した船。
⑧ 海が満**チョウ**になる。
⑨ **チョウ**礼で発表する。
⑩ 道端の電**チュウ**。
⑪ 山**チョウ**にたどり着く。
⑫ **チョウ**寿の亀。
⑬ **チョウ**味料。
⑭ **メズラ**しい魚。
⑮ 白**チュウ**堂々。
⑯ **チョウ**刻をつくる。
⑰ 手**チョウ**にメモする。
⑱ **チョウ**常現象。
⑲ 海外に出**チョウ**する。
⑳ **チョウ**金する。

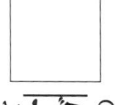

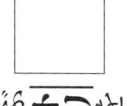

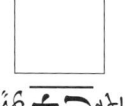

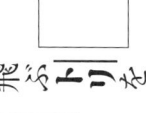

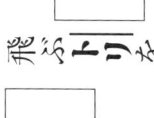

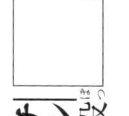

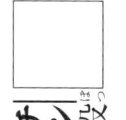

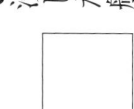

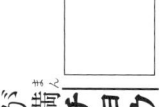

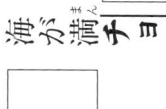

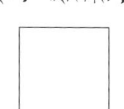

第38日 ① 談 ② 忠 ③ 遅 ④ 置 ⑤ 茶 ⑥ 地 ⑦ 沖 ⑧ 秋 ⑨ 仲 ⑩ 虫 ⑪ 値 ⑫ 池 ⑬ 知 ⑭ 中 ⑮ 注 ⑯ 築 ⑰ 宙 ⑱ 竹 ⑲ 致 ⑳ 弾

第40日

今日の漢字の20字を下の表から見つけて、入口から庭まで漢字を線でつなげましょう。
また、入口から庭までにかかった時間をはかりましょう。

今日の漢字

陳（チン）　賃（チン）　追（ツイ・おう）　低（テイ・ひくい・ひくまる）　弟（テイ・ダイ・おとうと）　底（テイ・そこ）

抵（テイ）　邸（テイ）　亭（テイ）　帝（テイ）　訂（テイ）　庭（テイ・にわ）　停（テイ）

偵（テイ）　堤（テイ・つつみ）　程（テイ・ほど）　締（テイ・しめる・しまる）　泥（デイ・どろ）　的（テキ・まと）　笛（テキ・ふえ）

開始時刻　　分　　秒

程	貯	体	拓	待	知	題	柱	誕	隊
邸	追	停	澄	卓	退	池	第	駐	断
卒	聴	笛	底	偵	陳	沈	地	台	町
段	率	担	調	朝	抵	沢	帯	談	滞
竹	男	孫	虫	単	泥	超	択	貸	弾
張	置	短	村	沖	帝	堤	賃	亭	他
炭	値	中	棚	存	宙	彫	珍	的	宅
題	致	鍛	茶	奪	対	忠	眺	弟	頂
団	弾	長	脱	秩	淡	打	注	訂	鳥
遅	探	帳	昼	築	潮	仲	多	締	低
									庭

終了時刻　　分　　秒　　所要時間　　分　　秒

第40日 漢字の書き取り ——「今日の漢字」より

正答率 　/20

● 次の——線のカタカナを漢字になおしましょう。

① テイ気圧。
② テイ主関白。
③ 学校の校テイで遊ぶ。
④ 顔にドロを塗る。
⑤ 商品をチン列する。
⑥ テイ防の上を歩く。
⑦ 海テイにもぐる。
⑧ 相手の様子をテイ察する。
⑨ 金持ちの豪テイ。
⑩ オトウトとけんかする。
⑪ テイ国主義の時代。
⑫ テイ抗する。
⑬ 家チンを払う。
⑭ 間違いをテイ正する。
⑮ 条約をテイ結する。
⑯ 身のホドをわきまえる。
⑰ バスのテイ留所。
⑱ 責任をツイ及する。
⑲ 警笛をテキを鳴らす。
⑳ 予想がテキ中する。

第39日 ① 聴 ② 駐 ③ 澄 ④ 町 ⑤ 眺 ⑥ 鳥 ⑦ 沈 ⑧ 潮 ⑨ 朝 ⑩ 柱 ⑪ 頂 ⑫ 長 ⑬ 調 ⑭ 珍 ⑮ 昼 ⑯ 彫 ⑰ 帳 ⑱ 超 ⑲ 張 ⑳ 貯

第8週　前頭葉機能検査　　　　　月　日

I カウンティングテスト

1から120までを声に出してできるだけ早く数えます。数え終わるまでにかかった時間を計りましょう。

　　　　　　　　　　　　　　　　　　　　　　　　　　　　　秒

II 単語記憶テスト

まず、次のことばを、**2分間**で、できるだけたくさん覚えます。

ごぼう	へいき	わだい	つみき	のこり	けらい
かるた	てがみ	もよう	このは	いびき	ちくわ
じまん	ねんど	きげん	かがみ	ゆうき	にがて
おとな	まんが	さいふ	つばめ	めだか	すずめ
みみず	ぞうり	きろく	あらし	みんな	とんび

覚えたことばを、裏のページの解答用紙にできるだけたくさん書きます。
2分間で、覚えたことばを、いくつ思い出すことができますか？

Ⅱ 覚えたことばを、2分間で□に書きましょう。

単語記憶テスト解答欄

正答数　　語

Ⅲ 別冊11ページの「**ストループテスト**」も忘れずに行いましょう。

第41日

今日の漢字の20字を下の表から見つけて、入口から伝まで漢字を線でつなげましょう。また、入口から伝までにかかった時間をはかりましょう。

今日の漢字

摘(テキ/つむ) 滴(テキ/しずく・したたる) 適(テキ) 敵(テキ/かたき) 哲(テツ) 鉄(テツ)
徹(テツ) 撤(テツ) 天(テン/あめ・あま) 典(テン) 店(テン/みせ) 点(テン) 展(テン)
添(テン/そえる) 田(デン) 伝(デン/つたわる・つたえる) 電(デン) 徒(ト) 途(ト) 都(ト/みやこ)

入口

開始時刻 ○分 ○秒

電	東	難	糖	島	濃	登	派	突	答
撤	敵	田	軟	稲	凍	波	湯	熱	届
到	倒	典	買	内	統	桃	徳	塔	破
脳	倍	店	動	豚	等	討	独	党
得	能	適	年	胴	梅	同	唐	透	読
排	特	途	鉄	天	点	都	渡	灯	農
任	配	導	投	怒	刀	摘	徹	展	努
道	忍	馬	銅	悩	売	豆	度	徒	当
肺	童	認	拝	働	燃	輩	冬	滴	土
南	俳	堂	熱	杯	敗	念	廃	添	哲
									伝

終了時刻 ○分 ○秒 所要時間 ○分 ○秒

第41日 漢字の書き取り——「今日の漢字」より

● 次の——線のカタカナを漢字になおしましょう。

正答率　/20

1. **テン**舗を構える。
2. **テン**気予報。
3. **デン**話で話す。
4. 発展**ト**上国。
5. 情報の**デン**達。
6. **テン**園地帯。
7. 作文を**テン**削する。
8. **テキ**切な対応。
9. 天**テキ**から逃げる。
10. 水**テキ**が落ちる。
11. **テツ**学を勉強する。
12. **ツ**合が悪い。
13. **テツ**道会社に勤める。
14. 事業を**テツ**退する。
15. 百科事**テン**。
16. 花を**ツ**む。
17. 光が**テン**滅する。
18. **テン**覧会。
19. **テツ**夜で作業する。
20. **ト**党を組む。

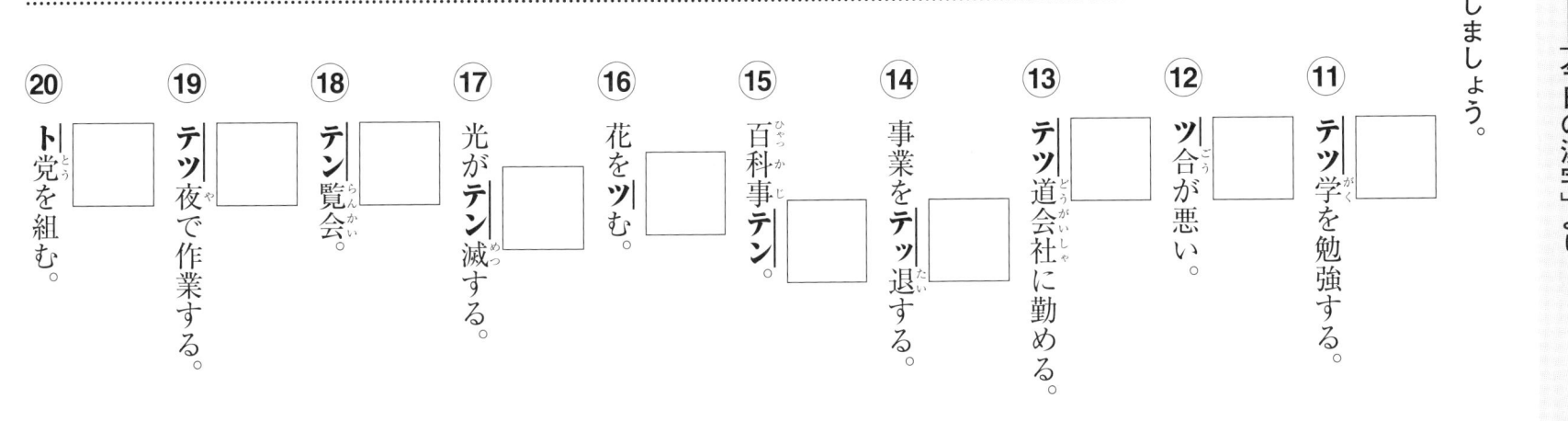

(1) 低 (2) 亭 (3) 庭 (4) 泥 (5) 陳 (6) 堤 (7) 底 (8) 偵 (9) 邸 (10) 弟 (11) 帝 (12) 抵 (13) 賃 (14) 訂 (15) 締 (16) 程 (17) 停 (18) 追 (19) 笛 (20) 的

第42日

今日の漢字の20字を下の表から見つけて、入口から努まで漢字を線でつなげましょう。また、入口から努までにかかった時間をはかりましょう。

今日の漢字

渡(ト/わたる・わたす)	土(ト/つち)	努(ド/つとめる)	度(ド/タク/たび)	怒(ド/いかる・おこる)	刀(トウ/かたな)
冬(トウ/ふゆ)	灯(トウ/ひ)	当(トウ/あてる・あたる)	投(トウ/なげる)	豆(トウ/ズ/まめ)	東(トウ/ひがし)	到(トウ)
倒(トウ/たおれる・たおす)	凍(トウ/こおる・こごえる)	唐(トウ/から)	島(トウ/しま)	桃(トウ/もも)	討(トウ/うつ)	透(トウ/すける・すかす)

入口 →

開始時刻　分　秒

刀	党	拝	徳	脳	店	俳	認	胴	伝
当	到	等	破	豚	能	点	排	熱	働
塔	討	土	東	島	忍	悩	展	敗	年
農	廃	都	徒	冬	途	登	燃	添	配
滴	馬	売	哲	度	凍	灯	答	念	田
導	鉄	動	倍	電	統	桃	怒	湯	任
肺	読	徹	銅	梅	敵	稲	豆	渡	糖
童	派	南	撤	独	培	適	堂	倒	同
届	働	突	波	天	内	輩	摘	透	投
特	難	得	軟	杯	典	濃	買	道	唐
									努

終了時刻　分　秒　　所要時間　分　秒

107

第42日 漢字の書き取り ――「今日の漢字」より

●次の――線のカタカナを漢字になおしましょう。

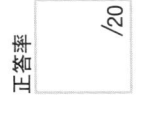

正答率 　/20

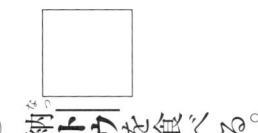

1. ライトが点トウする。
2. 納トウを食べる。
3. ド力を重ねる。
4. 冷トウの物菜。
5. ト地を買う。
6. カタナを抜く。
7. 熊がトウ眠する。
8. 川をワタる。
9. モモの缶詰め。
10. 日本列トウ。
11. 懸賞にトウ選する。
12. ボールをナげる。
13. 新商品の企画を検トウする。
14. ド声を浴びせる。
15. 圧トウ的な実力。
16. 七味トウ辛子。
17. トウ明なビニール。
18. ヒガシの空から日が昇る。
19. 目標にトウ達する。
20. 新しい制ドが定められる。

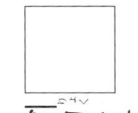

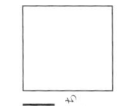

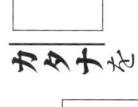

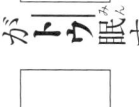

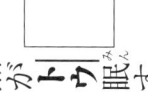

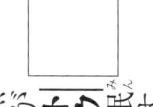

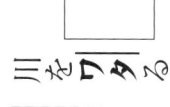

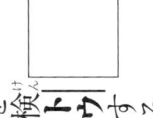

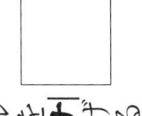

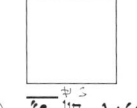

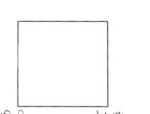

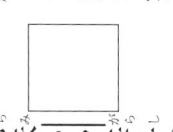

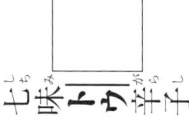

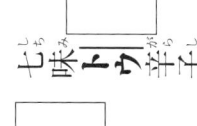

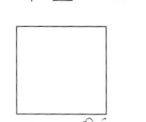

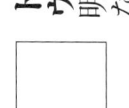

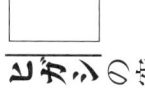

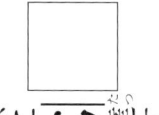

第41日 ①店 ②天 ③電 ④途 ⑤伝 ⑥田 ⑦添 ⑧適 ⑨敵 ⑩滴 ⑪哲 ⑫都 ⑬鉄 ⑭撤 ⑮典 ⑯摘 ⑰点 ⑱展 ⑲徹 ⑳徒

第43日

今日の漢字の20字を下の表から見つけて、入口から答まで漢字を線でつなげましょう。また、入口から答までにかかった時間をはかりましょう。

今日の漢字

党（トウ）　塔（トウ）　湯（ゆ・トウ）　登（のぼる・トウ）　答（こたえる・こたえ・トウ）　等（ひとしい・トウ）

統（すべる・トウ）　稲（いね・トウ）　糖（トウ）　同（おなじ・ドウ）　胴（ドウ）　動（うごく・うごかす・ドウ）　堂（ドウ）

童（わらべ・ドウ）　道（みち・ドウ・トウ）　働（はたらく・ドウ）　銅（ドウ）　導（みちびく・ドウ）　特（トク）　得（える・うる・トク）

入口　　　　　　　　　　　　　　　　　　　　　開始時刻　□分□秒

等	童	凍	忍	俳	典	派	展	農	突
透	同	登	都	年	拝	天	豆	点	濃
電	討	特	伝	添	念	馬	撤	内	店
廃	徒	統	糖	道	読	燃	敗	徹	鉄
哲	輩	独	徳	銅	冬	渡	悩	排	波
難	敵	売	途	胴	党	稲	当	能	配
土	豚	適	倍	桃	島	堂	得	投	脳
南	灯	熱	滴	梅	怒	唐	湯	働	倒
派	軟	努	認	摘	培	肺	刀	動	東
杯	破	届	度	任	田	買	到	導	塔
									答

終了時刻　□分□秒　　所要時間　□分□秒

第43日 漢字の書き取り——「今日の漢字」より

●次の——線のカタカナを漢字になおしましょう。

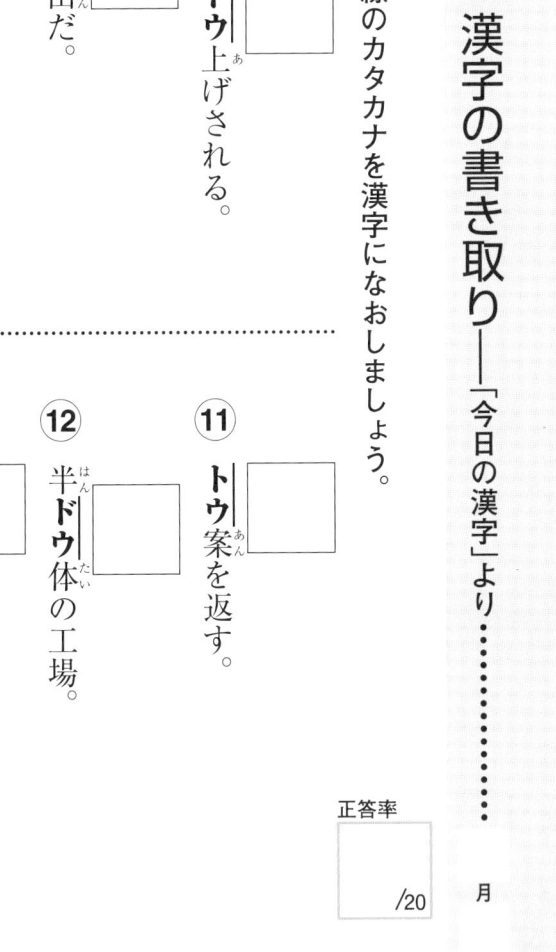

正答率 　/20

1. 優勝して**ド**ウ上げされる。
2. 趣味は**ト**ウ山だ。
3. 児**ド**ウ公園。
4. 政**ト**ウを結成する。
5. 独**ト**クの味。
6. 平**ド**ウに接する。
7. お菓子に砂**ト**ウをまぶす。
8. **ド**ウメダルを獲得する。
9. 自**ド**ウ車免許を取得する。
10. ピサの斜**ト**ウ。
11. **ト**ウ案を返す。
12. 半**ド**ウ体の工場。
13. **ド**ウ時に答える。
14. 労**ド**ウにいそしむ。
15. 技術を会**ト**クする。
16. 銭**ト**ウにいく。
17. 殿**ド**ウ入り。
18. 国を**ト**ウ一する。
19. **ド**ウ路工事。
20. **イ**ネを育てる。

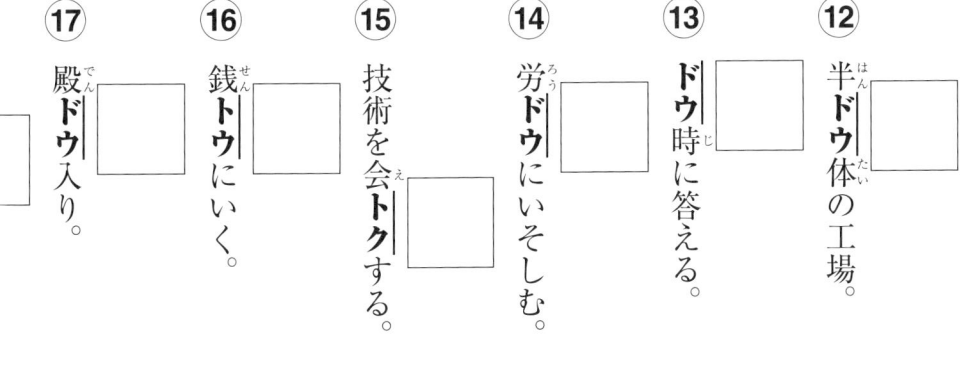

第42日 ① 灯 ② 豆 ③ 努 ④ 凍 ⑤ 土 ⑥ 刀 ⑦ 冬 ⑧ 渡 ⑨ 桃 ⑩ 島 ⑪ 当 ⑫ 投 ⑬ 討 ⑭ 怒 ⑮ 倒 ⑯ 唐 ⑰ 透 ⑱ 東 ⑲ 到 ⑳ 度

第44日

今日の漢字の20字を下の表から見つけて、入口から脳まで漢字を線でつなげましょう。また、入口から脳までにかかった時間をはかりましょう。

今日の漢字

徳(トク)	独(ひとり/ドク)	読(よむ/トウ・ドク)	突(つく/トツ)	届(とどける/とどく)	豚(ぶた/トン)
内(うち/ダイ)	南(みなみ/ナン)	軟(やわらか/やわらかい/ナン)	難(かたい/むずかしい/ナン)	任(まかせる/まかす/ニン)	忍(しのぶ/しのばせる/ニン)	認(みとめる/ニン)
熱(あつい/ネツ)	年(とし/ネン)	念(ネン)	燃(もす/もえる/もやす/ネン)	悩(なやむ/なやます/ノウ)	能(ノウ)	脳(ノウ)

入口

南	突	土	天	馬	渡	梅	透	買	湯
導	燃	撤	努	典	排	度	倍	討	培
同	難	道	鉄	冬	哲	拝	投	売	桃
途	認	読	任	働	刀	敵	敗	凍	配
稲	添	動	能	糖	徹	当	滴	廃	怒
破	等	点	熱	答	到	田	灯	適	輩
伝	俳	党	徳	特	登	豆	都	倒	摘
東	電	波	悩	豚	忍	年	内	独	銅
桃	唐	徒	濃	得	胴	堂	童	軟	念
派	塔	島	店	肺	統	展	杯	農	届
									脳

第44日 漢字の書き取り──「今日の漢字」より

● 次の──線のカタカナを漢字になおしましょう。

正答率 　／20

1. **ジン**意の事情聴取。
2. ごみを**モ**やす。
3. 弟子に指**ナン**する。
4. **ジン**者が好きだ。
5. **ナヤ**ましい問題。
6. 養**トン**場を見学する。
7. **ドク**裁者。
8. **ドク**書週間。
9. **ナイ**容を説明する。
10. 風邪をひいて**ネツ**が出る。
11. **ナン**武野球。
12. 荷物を**ト**どける。
13. **ノウ**を鍛える。
14. **ネン**仏を唱える。
15. 所有権を承**ニン**する。
16. 有**ノウ**な人材。
17. 道**トク**の授業。
18. **ネン**配の男性。
19. **ナン**問を解く。
20. 痛い所を**ツ**く。

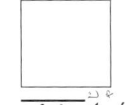

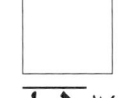

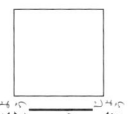

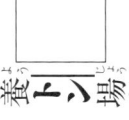

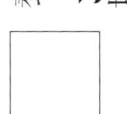

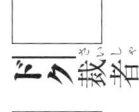

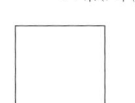

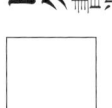

第43日 ① 胴 ② 登 ③ 童 ④ 党 ⑤ 特 ⑥ 等 ⑦ 糖 ⑧ 銅 ⑨ 動 ⑩ 塔 ⑪ 答 ⑫ 導 ⑬ 同 ⑭ 働 ⑮ 得 ⑯ 湯 ⑰ 堂 ⑱ 統 ⑲ 道 ⑳ 稲

答えは114ページにあります

第45日

今日の漢字の20字を下の表から見つけて、入口から梅まで漢字を線でつなげましょう。
また、入口から梅までにかかった時間をはかりましょう。

今日の漢字

農ノウ	濃こい	波なみ	派ハ	破やぶれる	馬うま
拝おがむ	杯さかずき	肺ハイ	俳ハイ	配くばる	排ハイ	敗やぶれる
廃すたれる	輩ハイ	売うれる	倍バイ	梅うめ	培つちかう	買かう

開始時刻　　分　　秒

杯	波	廃	哲	灯	南	冬	豚	独	唐
認	得	配	島	敵	登	読	東	刀	党
撤	熱	馬	脳	桃	適	糖	稲	塔	豆
答	典	農	難	銅	討	滴	突	湯	統
渡	道	培	排	濃	倍	輩	摘	軟	到
都	土	童	天	年	特	拝	俳	鉄	同
忍	途	努	堂	田	念	導	破	透	徹
凍	豚	徒	度	動	添	燃	買	敗	働
点	倒	徳	電	怒	胴	展	悩	派	能
届	店	当	内	伝	投	等	任	売	肺
									梅

終了時刻　　分　　秒　　所要時間　　分　　秒

第45日 漢字の書き取り——「今日の漢字」より

正答率 /20

●次の――線のカタカナを漢字になおしましょう。

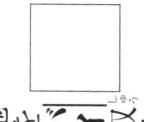

① 隊員をハけん遣する。
② 制度をハイ止する。
③ 土地をバイ収する。
④ 利益がバイ増する。
⑤ 会社の先パイ。
⑥ ハイ活量が大きい。
⑦ ハイ壊する。
⑧ 勝負にハイ北する。
⑨ 専バイ特許。
⑩ バイ車に乗る。
⑪ ウメ干しを漬ける。
⑫ ノウ淡のはっきりした絵。
⑬ 優勝して祝ハイを上げる。
⑭ 電パを受信する。
⑮ ハイ優を目指す。
⑯ ハイ気ガスを規制する。
⑰ 菌をバイ養する。
⑱ 神様を崇ハイする。
⑲ ノウ家に嫁ぐ。
⑳ 問題用紙をハイ布する。

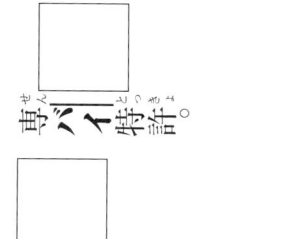

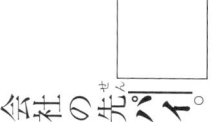

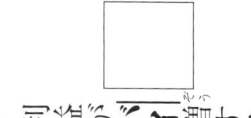

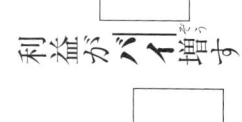

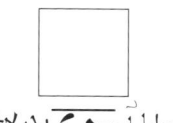

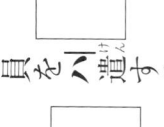

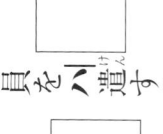

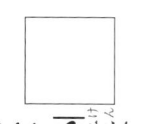

第44日 ① 任 ② 燃 ③ 南 ④ 忍 ⑤ 悩 ⑥ 豚 ⑦ 独 ⑧ 読 ⑨ 内 ⑩ 熱 ⑪ 軟 ⑫ 届 ⑬ 脳 ⑭ 念 ⑮ 認 ⑯ 能 ⑰ 態 ⑱ 年 ⑲ 離 ⑳ 笑

答えは118ページにあります。

第9週 前頭葉機能検査　　　　　　月　日

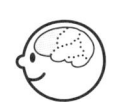

I カウンティングテスト

1から120までを声に出してできるだけ早く数えます。数え終わるまでにかかった時間を計りましょう。

　　　　　　　　　　　　　　　　　　　　　　　　　　　　秒

II 単語記憶テスト

まず、次のことばを、**2分間**で、できるだけたくさん覚えます。

にもつ	まいご	すばこ	たまご	とうふ	えいが
じそく	ひつじ	てほん	すすき	よなか	おみせ
えいご	あかり	じぶん	まぐろ	いるか	かだん
すがた	ふぶき	しせい	ぶぶん	ほとり	げんき
でんち	みなみ	めがね	みどり	ひなん	ひぐれ

覚えたことばを、裏のページの解答用紙にできるだけたくさん書きます。
2分間で、覚えたことばを、いくつ思い出すことができますか？

第9週

II 覚えたことばを、2分間で□に書きましょう。

単語記憶テスト解答欄

正答数 □語

III 別冊12ページの「ストループテスト」も忘れずに行いましょう。

第46日

今日の漢字の20字を下の表から見つけて、入口から迫まで漢字を線でつなげましょう。また、入口から迫までにかかった時間をはかりましょう。

今日の漢字

拍(ハク/ヒョウ)　泊(ハク/とまる)　迫(ハク/せまる)　博(バク)　麦(バク/むぎ)　漠(バク)

爆(バク)　箱(はこ)　畑(はた/はたけ)　肌(はだ)　発(ホツ)　髪(ハツ/かみ)　半(ハン/なかば)

伴(バン/ともなう)　判(バン)　坂(ハン/さか)　板(ハン/いた)　版(ハン)　般(ハン)　販(ハン)

開始時刻　　分　　秒

判	飯	備	腹	兵	布	柄	飛	幅	苗
麦	肌	板	半	博	癖	府	文	筆	舞
票	美	秒	搬	発	氷	別	負	聞	必
払	返	福	批	漠	描	否	片	婦	平
浜	復	変	風	販	晩	尾	複	辺	符
奮	父	沸	偏	泊	箱	坂	髪	爆	番
疲	憤	品	仏	比	非	鼻	武	般	皮
富	秘	併	付	物	編	伏	猫	拍	費
避	普	表	米	夫	粉	弁	服	伴	彼
副	筆	部	俵	壁	不	噴	便	畑	版

　　　　　　　　　　　　　　　　　　　　　　　　　　　迫

終了時刻　　分　　秒　　所要時間　　分　　秒

第46日 漢字の書き取り ——「今日の漢字」より

正答率　/20

● 次の——線のカタカナを漢字になおしましょう。

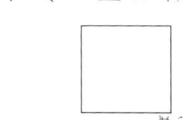

1. **ハク**力のある映像。
2. 一**パン**的な考え。
3. 品物を**ハン**売する。
4. 道の**ナカ**ば。
5. ホテルに宿**ハク**する。
6. **ハク**手を送る。
7. **サカ**の多い町。
8. **バク**発の危険がある。
9. **バン**奏に合わせて歌う。
10. **ハコ**に入れる。
11. 看**バン**に偽り無し。
12. 砂**バク**を旅する。
13. 小**ムギ**粉。
14. 長**ハツ**の青年。
15. 一念**ホッ**起。
16. **ハタケ**を耕す。
17. **バン**画家。
18. **バン**識な人。
19. **ハダ**触りのいい布。
20. 社長に直談**パン**する。

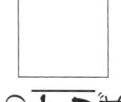

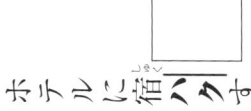

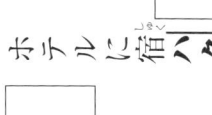

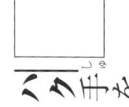

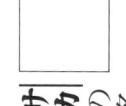

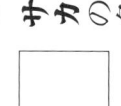

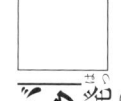

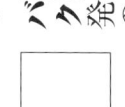

第45日　①派　②廃　③買　④倍　⑤輩　⑥肺　⑦破　⑧敗　⑨売　⑩馬　⑪梅　⑫濃　⑬杯　⑭波　⑮俳　⑯排　⑰培　⑱拝　⑲農　⑳配

第47日

今日の漢字 の20字を下の表から見つけて、入口から 飛 まで漢字を線でつなげましょう。また、入口から 飛 までにかかった時間をはかりましょう。

今日の漢字

飯(メシ)	搬(ハン)	晩(バン)	番(バン)	比(くらべる)	皮(かわ)
否(いな)	批(ヒ)	彼(かれ・かの)	非(ヒ)	飛(とぶ・とばす)	疲(つかれる)	秘(ひめる)
費(ついやす・ついえる)	避(さける)	尾(おび)	美(うつくしい)	備(そなえる・そなわる)	鼻(はな)	必(かならず)

入口 ↓ 開始時刻 分 秒

飯	販	普	布	舞	兵	不	箱	坂	苗
否	筆	平	富	府	部	併	夫	描	畑
美	疲	番	批	鼻	比	判	柄	浜	爆
払	板	伴	表	版	秘	氷	武	米	父
肌	沸	弁	幅	副	皮	俵	負	服	壁
辺	拍	仏	編	片	晩	般	風	付	伏
復	別	泊	物	偏	必	発	符	聞	婦
箱	福	癖	迫	粉	費	彼	尾	搬	避
憤	猫	腹	返	博	票	髪	秒	半	備
品	奮	漠	複	便	麦	噴	変	文	非
									飛

終了時刻 分 秒 所要時間 分 秒

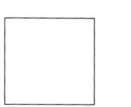

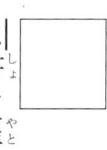

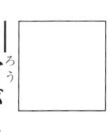

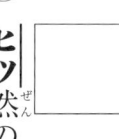

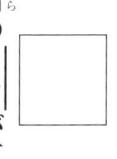

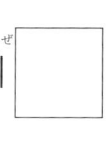

第47日 漢字の書き取り——「今日の漢字」より

次の──線のカタカナを漢字になおしましょう。

正答率 　/20

① **ヒ**行機をながめる。
② **ヒ**較する。
③ お**ヒ**岸のお参りにいく。
④ 順**バン**を待つ。
⑤ 作品を**ヒ**評する。
⑥ 今**バン**の献立。
⑦ 是**ヒ**を問う。
⑧ **ハナ**血が止まる。
⑨ 荷物を**ハン**入する。
⑩ **ヒ**品をそろえる。
⑪ 探偵が**ヒ**行する。
⑫ 面の**カワ**が厚い。
⑬ **ヒツ**然の出来事。
⑭ **ヒ**労がたまる。
⑮ **ヒ**書を雇う。
⑯ 安**ピ**を確認する。
⑰ シェルターに**ヒ**難する。
⑱ 大量に消**ヒ**する。
⑲ 赤**ハン**を炊く。
⑳ **ヒ**術の授業。

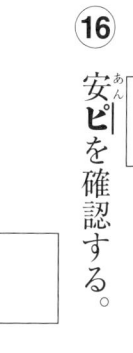

第46日 ① 迫 ② 般 ③ 販 ④ 半 ⑤ 泊 ⑥ 拍 ⑦ 坂 ⑧ 爆 ⑨ 伴 ⑩ 箱 ⑪ 板 ⑫ 漠 ⑬ 麦 ⑭ 髪 ⑮ 発 ⑯ 畑 ⑰ 版 ⑱ 博 ⑲ 肌 ⑳ 判

答えは122ページにあります。

第48日

月　日

今日の漢字の20字を下の表から見つけて，入口から猫まで漢字を線でつなげましょう。また，入口から猫までにかかった時間をはかりましょう。

今日の漢字

筆ふで/ヒツ	氷こおり/ヒョウ	表おもて/あらわす/ヒョウ	俵たわら/ヒョウ	票ヒョウ	苗なえ/なわ/ビョウ

秒ビョウ	描えがく/ビョウ	猫ねこ/ビョウ	品しな/ヒン	浜はま/ヒン	不フ	夫おっと/フ

父ちち/フ	付つける/フ	布ぬの/フ	府フ	負おう/まける/フ	婦フ	符フ

入口

開始時刻 □分 □秒

布	品	氷	避	飯	箱	晩	伴	幅	払
普	必	苗	不	秒	皮	爆	平	半	否
般	兵	美	伏	婦	俵	浜	付	武	髪
拍	販	別	鼻	飛	費	疲	筆	副	批
返	泊	沸	奮	彼	壁	搬	符	富	畑
漠	変	迫	仏	柄	舞	米	票	風	秘
聞	発	偏	博	物	文	非	夫	部	辺
復	憤	坂	編	麦	粉	片	府	服	番
幅	福	併	板	弁	肌	噴	表	描	負
複	比	腹	癖	版	便	判	備	尾	父
									猫

終了時刻 □分 □秒　所要時間 □分 □秒

第48日 漢字の書き取り——「今日の漢字」より

● 次の——線のカタカナを漢字になおしましょう。

正答率 /20

1. ナエ木を植える。
2. 日本政府。
3. 若いフ妻。
4. 鉛ピツを削る。
5. 生物の分ルイを調べる。
6. 祖フの家を訪ねる。
7. 子ネコを飼う。
8. 上ヒンな女性。
9. フ人服売り場。
10. フ担を減らす。
11. 切フを買う。
12. 免許証を交フする。
13. ビョウ写が細かい。
14. 発射のビョウ読みに入る。
15. ヒョウ高山の一角。
16. ハマ辺で遊ぶ。
17. フ利な条件。
18. 米ダワラ。
19. 投ヒョウする。
20. 代ヒョウに選ばれる。

第47日 ① 飛 ② 比 ③ 彼 ④ 番 ⑤ 批 ⑥ 晩 ⑦ 非 ⑧ 鼻 ⑨ 搬 ⑩ 備 ⑪ 尾 ⑫ 皮 ⑬ 必 ⑭ 疲 ⑮ 秘 ⑯ 否 ⑰ 避 ⑱ 費 ⑲ 飯 ⑳ 美

答えは124ページにあります

第49日

今日の漢字の20字を下の表から見つけて、入口から風まで漢字を線でつなげましょう。また、入口から風までにかかった時間をはかりましょう。

今日の漢字

富(とみ・とむ・フウ) 普(フ) 武(ム・ブ) 部(ブ) 舞(まい・まう・ブ) 風(かぜ・かざ・フウ)
伏(ふせる・ふす・フク) 服(フク) 副(フク) 幅(はば・フク) 復(フク) 福(フク) 腹(はら・フク)
複(フク) 払(はらう・フツ) 沸(わく・わかす・フッ) 仏(ほとけ・ブツ) 物(もの・モツ・ブツ) 粉(こな・フン) 噴(ふく・フン)

入口 開始時刻 　分　秒

服	負	販	非	麦	比	拍	兵	苗	彼
腹	幅	米	般	飛	肌	番	泊	癖	筆
付	部	夫	表	判	尾	畑	晩	迫	変
避	物	複	平	氷	版	美	伴	搬	博
飯	婦	富	復	沸	武	噴	副	普	品
辺	皮	符	不	布	府	奮	父	舞	浜
箱	便	疲	漠	編	猫	聞	批	粉	憤
否	爆	柄	備	発	偏	俵	返	払	壁
秒	秘	髪	片	鼻	坂	別	票	福	伏
癖	描	費	半	弁	必	板	併	文	仏
									風

終了時刻 　分　秒　　所要時間 　分　秒

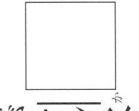

第49日 漢字の書き取り ——「今日の漢字」より

● 次の——線のカタカナを漢字になおしましょう。

正答率　/20

1. フ国強兵。
2. フ通乗用車。
3. ハバの広い道路。
4. 火山がフン火する。
5. 疑惑をフッ拭する。
6. フク装を正す。
7. フク習は大事だ。
8. 動ブツ愛護週間。
9. 起フクの激しい土地。
10. ブ台に上がる。
11. 文ブ両道。
12. 強フウにあおられる。
13. 犯人はフク数だ。
14. 空フクを訴える。
15. フン骨砕身。
16. 七フク神。
17. ホトケ様。
18. 本ブに問い合わせる。
19. お湯がフッ騰する。
20. 薬のフク作用。

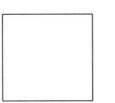

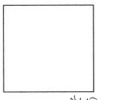

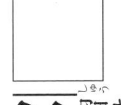

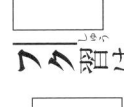

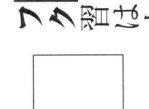

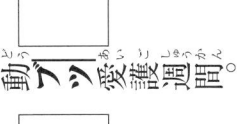

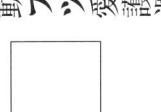

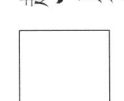

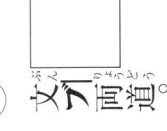

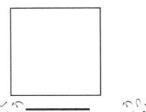

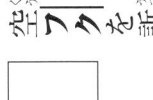

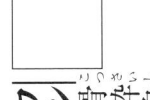

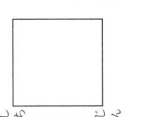

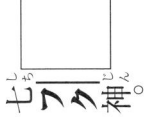

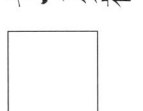

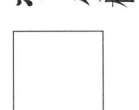

第48日 ①苗 ②府 ③夫 ④筆 ⑤布 ⑥父 ⑦猫 ⑧品 ⑨婦 ⑩負 ⑪符 ⑫付 ⑬描 ⑭秒 ⑮氷 ⑯浜 ⑰不 ⑱俵 ⑲票 ⑳表

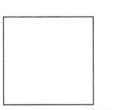

第50日

● 今日の漢字 の20字を下の表から見つけて、入口から 壁 まで漢字を線でつなげましょう。また、入口から 壁 までにかかった時間をはかりましょう。

今日の漢字

憤 フン いきどおる	奮 フン ふるう	文 ブン モン ふみ	聞 ブン モン きく きこえる	平 ヘイ ビョウ ひら たいら	兵 ヘイ ヒョウ
併 ヘイ あわせる	柄 ヘイ がら	米 ベイ マイ こめ	壁 ヘキ かべ	癖 ヘキ くせ	別 ベツ わかれる	片 ヘン かた
辺 ヘン あたり	返 ヘン かえす かえる	変 ヘン かわる かえる	偏 ヘン かたよる	編 ヘン あむ	弁 ベン	便 ベン ビン たより

開始時刻　　分　　秒

入口 ↓

平	氷	飛	部	皮	票	番	判	比	麦
変	併	辺	文	米	幅	品	彼	肌	非
符	婦	噴	負	片	腹	富	猫	服	販
伴	否	髪	表	便	風	爆	普	描	費
晩	発	鼻	漢	癖	復	秒	半	武	俵
不	批	坂	備	憤	伏	尾	苗	畑	複
拍	布	搬	板	弁	払	副	美	浜	箱
秘	泊	府	飯	返	仏	夫	付	疲	筆
版	避	迫	父	別	奮	編	柄	聞	兵
必	般	肌	博	物	粉	沸	福	舞	偏
									壁

終了時刻　　分　　秒　　所要時間　　分　　秒

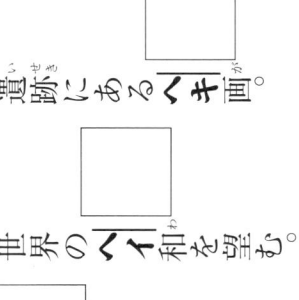

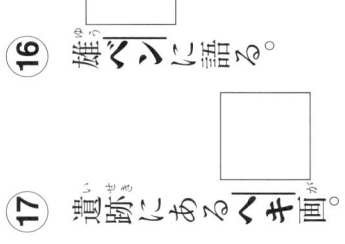

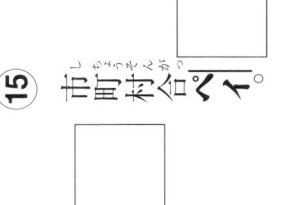

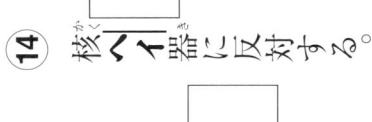

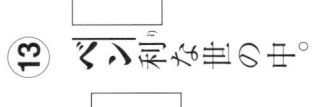

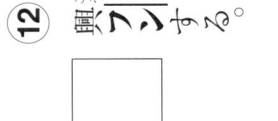

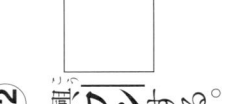

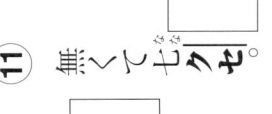

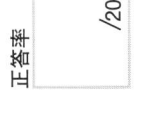

第50日 漢字の書き取り──「今日の漢字」より

次の──線のカタカナを漢字になおしましょう。

正答率 　/20

1. 元気にヘン事をする。
2. 餞ベツを渡す。
3. 長ヘン小説を読む。
4. 東方見聞録。
5. 二等ヘン三角形。
6. 断ペン的な情報。
7. 新マイを炊く。
8. 横ヘイな態度。
9. 天モン学的な数字。
10. ヘン見は捨てよう。
11. 無くてセ。
12. 興フンする。
13. ベン利な世の中。
14. 核ヘイ器に反対する。
15. 市町村合ペイ。
16. 雄ベンに語る。
17. 遺跡にあるヘキ画。
18. 世界のヘイ利を望む。
19. ヘン幻自在。
20. フン慨する。

第49日 ① 富 ② 普 ③ 幅 ④ 噴 ⑤ 払 ⑥ 服 ⑦ 復 ⑧ 物 ⑨ 伏 ⑩ 舞 ⑪ 武 ⑫ 風 ⑬ 複 ⑭ 腹 ⑮ 粉 ⑯ 福 ⑰ 仏 ⑱ 部 ⑲ 沸 ⑳ 副

答えは130ページにあります

第10週　前頭葉機能検査　　　　　　月　日

Ⅰ カウンティングテスト

1から120までを声に出してできるだけ早く数えます。数え終わるまでにかかった時間を計りましょう。

　　　　　　　　　　　　　秒

Ⅱ 単語記憶テスト

まず、次のことばを、**2分間**で、できるだけたくさん覚えます。

せかい	こくご	ゆびわ	くらし	はしご	てがら
しあい	くすり	うわぎ	じだい	ほうき	はさみ
おてら	すいか	こたつ	こうじ	からす	いるい
れいぎ	むかし	あなた	いよく	いなか	たにし
やかん	りろん	どうぐ	ひるま	はかり	れきし

覚えたことばを、裏（うら）のページの解答用紙にできるだけたくさん書きます。**2分間**で、覚えたことばを、いくつ思い出すことができますか？

第10週

II 覚えたことばを、2分間で☐に書きましょう。

単語記憶テスト解答欄

正答数 ☐ 語

☐	☐	☐
☐	☐	☐
☐	☐	☐
☐	☐	☐
☐	☐	☐
☐	☐	☐
☐	☐	☐
☐	☐	☐
☐	☐	☐
☐	☐	☐

III 別冊13ページの「**ストループテスト**」も忘れずに行いましょう。

第51日

今日の漢字の20字を下の表から見つけて、入口から勉まで漢字を線でつなげましょう。また、入口から勉までにかかった時間をはかりましょう。

今日の漢字

勉ベン	保たもつ(ホ)	補おぎなう(ホ)	母はは(ボ)	募つのる(ボ)	慕したう(ボ)
暮くらす(ボ)	方かた(ホウ)	包つつむ(ホウ)	宝たから(ホウ)	抱いだく/かかえる(ホウ)	放はなつ/はなれる/ほうる(ホウ)	法(ホウ・ハッ・ホッ)
泡あわ(ホウ)	訪おとずれる/たずねる(ホウ)	報むくいる(ホウ)	豊ゆたか(ホウ)	飽あきる/あかす(ホウ)	忙いそがしい(ボウ)	坊(ボウ・ボッ)

入口 →

開始時刻　分　秒

募	母	望	訳	与	門	眠	妹	民	幕
防	包	暴	霧	毛	裕	問	務	予	満
冒	報	泡	慕	坊	北	遊	夜	無	約
羊	房	枚	妨	放	名	猛	雄	野	夢
鳴	洋	友	牧	豊	万	命	網	誘	役
余	免	要	有	補	訪	毎	迷	目	優
薬	誉	面	容	肪	法	暮	摩	未	黙
木	由	預	綿	揚	勇	忙	宝	保	味
漫	埋	油	幼	茂	葉	忘	貿	飽	抱
麻	慢	眠	輸	用	模	陽	溶	郵	方
									勉

終了時刻　分　秒　　所要時間　分　秒

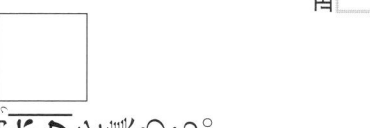

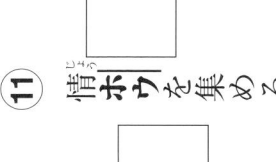

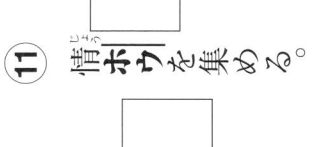

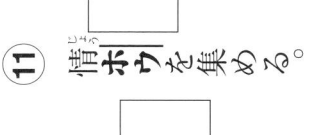

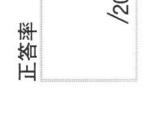

第51日 漢字の書き取り──「今日の漢字」より

月　日

正答率　/20

次の──線のカタカナを漢字になおしましょう。

① **ホウ**律を学ぶ。

② 寝**ボウ**する。

③ 生クリームを**ア**立てる。

④ **ホウ**角を見失う。

⑤ 先生を**シタ**う。

⑥ 多**ボウ**な毎日。

⑦ 今年は**ホウ**作だ。

⑧ お歳**ボ**をもらう。

⑨ **ホ**欠の選手。

⑩ 番組を**ホウ**送する。

⑪ 情**ホウ**を集める。

⑫ 敵を**ホウ**囲する。

⑬ 家庭**ホウ**問する。

⑭ 家**ホウ**の壺。

⑮ 勤**ベン**な学生。

⑯ **ホン**性が強い。

⑰ 食料を**ホ**存する。

⑱ 新年の**ホウ**負を述べる。

⑲ **ホウ**食の時代。

⑳ 参加者を**ボ**集する。

第50日
①返 ②別 ③編 ④聞 ⑤辺 ⑥片 ⑦米 ⑧柄 ⑨文 ⑩偏 ⑪癖 ⑫奮 ⑬便 ⑭兵 ⑮併 ⑯弁 ⑰壁 ⑱平 ⑲変 ⑳憤

答えは132ページにあります。

第52日

今日の漢字の20字を下の表から見つけて，入口から幕まで漢字を線でつなげましょう。また，入口から幕までにかかった時間をはかりましょう。

今日の漢字

妨 ボウ さまたげる	忘 ボウ わすれる	防 ボウ ふせぐ	房 ボウ ふさ	肪 ボウ	冒 ボウ おかす
望 ボウ/モウ のぞむ	貿 ボウ	暴 ボウ/バク あばれる/あばく	北 ホク きた	木 ボク/モク き/こ	牧 ボク まき	麻 マ あさ
摩 マ	毎 マイ	妹 マイ いもうと	枚 マイ	埋 マイ うめる/うまる/うもれる	幕 バク/マク	万 マン/バン

開始時刻　　分　　秒

入口									
房	坊	幼	問	予	慕	夜	眠	役	暮
妹	冒	法	薬	勇	余	抱	網	方	務
報	麻	忘	枚	望	牧	慢	母	目	黙
輸	民	豊	放	訪	毎	妨	泡	宝	野
優	約	容	誉	鳴	漫	貿	夢	洋	包
免	裕	門	揚	羊	模	埋	無	郵	要
勉	霧	遊	友	葉	用	肪	未	名	有
網	保	面	雄	訳	陽	北	摩	防	木
由	預	補	綿	誘	毛	飽	満	忙	万
命	油	迷	募	茂	与	猛	溶	味	暴
									幕

終了時刻　　分　　秒　　所要時間　　分　　秒

131

第52日 漢字の書き取り──「今日の漢字」より

次の──線のカタカナを漢字になおしましょう。

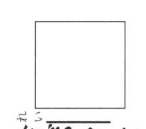

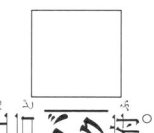

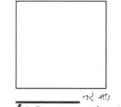

正答率 　/20

1. ナイ蔵金を探す。
2. 冷ボウを入れる。
3. 江戸バク府。
4. ボウ易で栄える。
5. 多ボウに暇が無い。
6. ボウカ反対。
7. キタ風がふく。
8. ナイ日くり返す。
9. 失ボウする。
10. 三人姉マイ。
11. マ薬を取り締まる。
12. ボク場を経営する。
13. ヌスれ物。
14. 風邪を予ボウする。
15. 脂ボウが増える。
16. 人間関係にマ擦を生じる。
17. マン年筆。
18. 物語のボウ頭。
19. 進路をボウ害する。
20. 樹齢百年の大ボク。

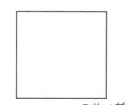

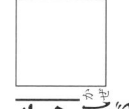

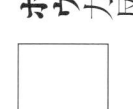

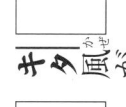

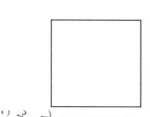

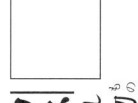

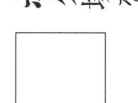

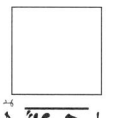

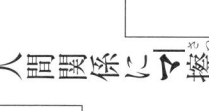

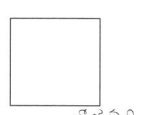

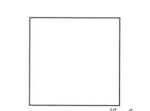

第51日 ①法 ②坊 ③泡 ④方 ⑤慕 ⑥忙 ⑦豊 ⑧暮 ⑨補 ⑩放 ⑪報 ⑫包 ⑬訪 ⑭宝 ⑮勉 ⑯母 ⑰保 ⑱抱 ⑲飽 ⑳募

第53日

今日の漢字の20字を下の表から見つけて、入口から迷まで漢字を線でつなげましょう。また、入口から迷までにかかった時間をはかりましょう。

今日の漢字

満（マン・みちる・みたす）　慢（マン）　漫（マン）　未（ミ）　味（ミ・あじ・あじわう）　民（ミン・たみ）
眠（ミン・ねむる・ねむい）　務（ム・つとめる・つとまる）　無（ブ・ム・ない）　夢（ム・ゆめ）　霧（ム・きり）　名（メイ・ミョウ・な）　命（メイ・ミョウ・いのち）
迷（メイ・まよう）　鳴（メイ・なく・ならす）　免（メン・まぬかれる）　面（メン・おもて・つら）　綿（メン・わた）　茂（モ・しげる）　模（モ・ボ）

入口

開始時刻　　分　　秒

務	枚	忘	募	要	北	坊	暴	郵	報
名	泡	裕	防	母	容	勇	忙	麻	友
慢	免	網	遊	房	勉	揚	有	飽	望
目	味	幕	約	雄	肪	保	葉	冒	豊
木	鳴	埋	放	訳	誘	問	補	陽	輸
予	満	無	摩	法	薬	優	夜	慕	溶
幼	万	綿	命	眠	訪	由	預	野	抱
役	用	猛	毎	模	漫	霧	妹	門	妨
方	油	羊	誉	包	牧	面	民	夢	黙
与	暮	望	洋	貿	余	毛	宝	茂	未

迷

終了時刻　　分　　秒　　所要時間　　分　　秒

第53日 漢字の書き取り——「今日の漢字」より

次の――線のカタカナを漢字になおしましょう。

正答率 　/20

1. 職ム を全うする。
2. 安ミン する。
3. マン 性的な痛み。
4. 悲メイ が聞こえる。
5. ミン 主国家。
6. ミ 覚が鋭い。
7. 前代未ミ 聞。
8. ム 敗のチャンピオン。
9. 濃ム 注意報。
10. 景気が低メイ する。
11. アン 月の夜。
12. 池に水草が繁モ する。
13. 計画をメン 密に練る。
14. 無我ム 中。
15. 無罪放メン。
16. 運メイ を信じる。
17. 祖父のオモ 影がある。
18. 集中力が散マン になる。
19. 木ミツ を隠す。
20. 皆のモ 範となる人物

第52日 ① 里 ② 房 ③ 幕 ④ 貿 ⑤ 枚 ⑥ 暴 ⑦ 北 ⑧ 毎 ⑨ 望 ⑩ 妹 ⑪ 麻 ⑫ 牧 ⑬ 忘 ⑭ 防 ⑮ 防 ⑯ 摩 ⑰ 万 ⑱ 冒 ⑲ 坊 ⑳ 木

第54日

今日の漢字の20字を下の表から見つけて、入口から友まで漢字を線でつなげましょう。また、入口から友までにかかった時間をはかりましょう。

今日の漢字

毛(ケ/モウ)	猛(モウ)	網(あみ/モウ)	目(まめ/ボク/モク)	黙(だまる/モク)	門(かど/モン)
問(とん/とい/とう/モン)	夜(よ/よる/ヤ)	野(の/ヤ)	役(エキ/ヤク)	約(ヤク)	訳(わけ/ヤク)	薬(くすり/ヤク)
由(よし/ユ/ユイ/ユウ)	油(あぶら/ユ)	輸(ユ)	友(とも/ユウ)	有(ある/ウ/ユウ)	勇(いさむ/ユウ)	郵(ユウ)

入口 開始時刻 □分 □秒

油	誘	報	慢	補	防	面	陽	宝	要
黙	勇	野	毛	満	保	忘	綿	溶	訪
預	遊	茂	輸	予	万	勉	妨	肪	免
法	霧	慕	訳	模	豊	幕	未	募	房
容	泡	名	問	与	幼	飽	埋	味	母
民	揚	木	猛	有	役	薬	雄	枚	漫
望	眠	誉	牧	優	余	目	夜	忙	妹
方	貿	務	葉	麻	命	羊	約	用	坊
免	包	暴	無	抱	摩	迷	由	網	郵
冒	洋	暮	北	夢	放	毎	鳴	裕	門
									友

終了時刻 □分 □秒　所要時間 □分 □秒

第54日 漢字の書き取り――「今日の漢字」より

● 次の――線のカタカナを漢字になおしましょう。

正答率 □/20

1. ヤク剤師の資格を取る。
2. モク前に迫る。
3. ユ血する。
4. 沈モクは金。
5. 深ヤに電話する。
6. ユイ緒正しい家柄。
7. モウ烈な台風。
8. ヤク束を守る。
9. ユウ名無実。
10. トン屋から仕入れる。
11. ユウ便ポスト。
12. モウ細血管。
13. ヤ生動物を保護する。
14. 捜査モウをめぐらす。
15. ユウ気を振り絞る。
16. 親ユウ。
17. ユ性のペン。
18. ドイツ語を翻ヤクする。
19. カド出を祝う。
20. ヤク所に勤める。

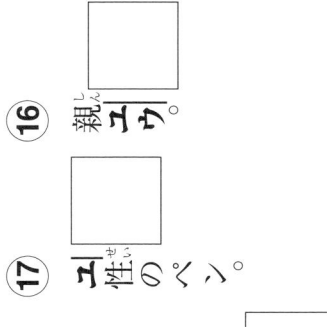

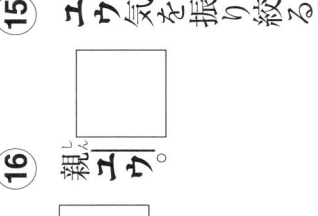

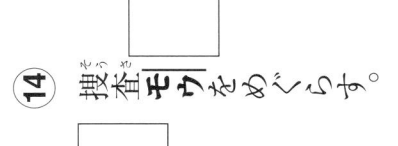

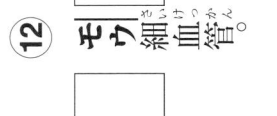

第53日 ① 務 ② 眠 ③ 慢 ④ 鳴 ⑤ 民 ⑥ 味 ⑦ 未 ⑧ 無 ⑨ 霧 ⑩ 迷 ⑪ 満 ⑫ 茂 ⑬ 綿 ⑭ 夢 ⑮ 免 ⑯ 命 ⑰ 面 ⑱ 漫 ⑲ 名 ⑳ 模

第55日

今日の漢字の20字を下の表から見つけて，入口から揚まで漢字を線でつなげましょう。また，入口から揚までにかかった時間をはかりましょう。

今日の漢字

裕ユウ	遊ユウ/あそぶ	雄ユウ/おす	誘ユウ/さそう	優ユウ/やさしい/すぐれる	与ヨ/あたえる
予ヨ	余ヨ/あまる/あます	誉ヨ/ほまれ	預ヨ/あずける/あずかる	幼ヨウ/おさない	用ヨウ/もちいる	羊ヨウ/ひつじ
洋ヨウ	要ヨウ/かなめ/いる	容ヨウ	揚ヨウ/あげる/あがる	葉ヨウ/は	陽ヨウ	溶ヨウ/とける/とかす

入口

開始時刻　　分　　秒

幼	雄	郵	忘	未	宝	北	無	黙	夢
霧	与	法	勉	防	味	冒	民	訳	報
問	陽	羊	薬	保	房	慕	望	眠	約
妹	枚	裕	勇	摩	補	肪	暮	貿	務
門	放	予	泡	迷	目	母	満	方	暴
木	名	誉	容	用	誘	要	余	慢	包
毛	豊	輸	模	万	有	毎	洋	募	漫
報	面	訪	飽	夜	綿	鳴	優	友	妨
免	牧	麻	忙	埋	野	茂	溶	遊	預
抱	猛	命	網	坊	幕	役	由	油	葉
									揚

終了時刻　　分　　秒　　所要時間　　分　　秒

第55日 漢字の書き取り ──「今日の漢字」より

正答率 /20

●次の——線のカタカナを漢字になおしましょう。

① ヨ金通帳。
② プラスチックのヨウ器。
③ 抑ヨウをつけて話す。
④ 雌ユウを決する。
⑤ 水ヨウ液。
⑥ 公園のユウ具。
⑦ 明るい太ヨウ。
⑧ 賞状を授ヨする。
⑨ 太平ヨウ。
⑩ ヨウ稚園に通う。
⑪ ヨウ意周到。
⑫ 綿ヨウを飼育する。
⑬ 木々が紅ヨウする。
⑭ 勧ユウを断る。
⑮ ユウ福な暮らし。
⑯ ヨウ注意人物。
⑰ ヨ定が狂う。
⑱ 名ヨを重んじる。
⑲ 検討のヨ地はある。
⑳ ユウ柔不断。

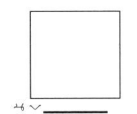

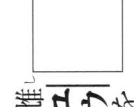

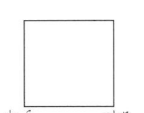

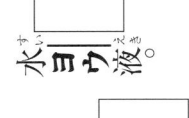

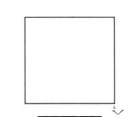

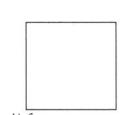

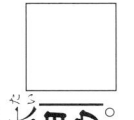

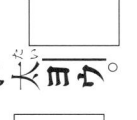

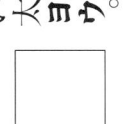

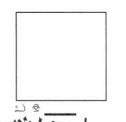

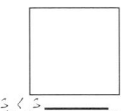

第54日 ① 薬 ② 目 ③ 輪 ④ 黙 ⑤ 夜 ⑥ 由 ⑦ 猛 ⑧ 約 ⑨ 有 ⑩ 問 ⑪ 郵 ⑫ 毛 ⑬ 野 ⑭ 網 ⑮ 勇 ⑯ 友 ⑰ 油 ⑱ 訳 ⑲ 門 ⑳ 役

第11週 前頭葉機能検査　　　　　　　　　　月　日

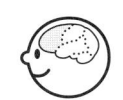

Ⅰ カウンティングテスト

1から120までを声に出してできるだけ早く数えます。数え終わるまでにかかった時間を計りましょう。

　　　　　　　　　　　　　　　　　　　　　　　　　　　秒

Ⅱ 単語記憶テスト

まず、次のことばを、**2分間**で、できるだけたくさん覚えます。

とだな	なみだ	せいざ	もうふ	せなか	きせつ
なかま	まゆげ	すみれ	さんま	いくさ	もぐら
たきぎ	だえん	しくみ	なまえ	ぎせき	きたい
じどう	きねん	ながれ	はじめ	おとこ	むすこ
したく	めだか	せんろ	たわし	におい	ななめ

覚えたことばを、裏のページの解答用紙にできるだけたくさん書きます。
2分間で、覚えたことばを、いくつ思い出すことができますか？

第11週

Ⅱ 覚えたことばを、2分間で □ に書きましょう。

単語記憶テスト解答欄

正答数 □ 語

Ⅲ 別冊14ページの「**ストループテスト**」も忘れずに行いましょう。

第56日

今日の漢字 の20字を下の表から見つけて、入口から 曜 まで漢字を線でつなげましょう。また、入口から 曜 までにかかった時間をはかりましょう。

今日の漢字: 腰(ヨウ・こし) 様(ヨウ・さま) 踊(ヨウ・おどり) 養(ヨウ・やしなう) 謡(ヨウ・うたい) 曜(ヨウ) 抑(ヨク・おさえる) 浴(ヨク・あびせる) 欲(ヨク・ほっする) 翌(ヨク) 翼(ヨク・つばさ) 裸(ラ・はだか) 来(ライ・きたる) 雷(ライ・かみなり) 頼(ライ・たのむ・たのもしい・たよる) 絡(ラク・からむ・からまる・からめる) 落(ラク・おちる・おとす) 酪(ラク) 乱(ラン・みだれる・みだす) 卵(ラン・たまご)

開始時刻 　分　秒

絡	陸	臨	廉	旅	令	露	履	腕	裏
卵	様	了	涙	炉	料	礼	労	離	略
覧	浴	隣	慮	累	路	涼	励	郎	立
霊	落	翌	養	抑	類	竜	猟	戻	朗
論	齢	療	恋	雷	翼	欲	粒	量	例
歴	緑	麗	糧	理	律	酪	謡	隆	僚
惑	列	林	浪	力	領	里	来	連	硫
留	枠	劣	厘	廊	鈴	寮	腰	虜	練
両	流	湾	烈	倫	漏	零	乱	裸	踊
話	良	柳	腕	裂	輪	録	欄	利	頼
									曜

終了時刻 　分　秒　　所要時間 　分　秒

第56日 漢字の書き取り──「今日の漢字」より

● 次の──線のカタカナを漢字になおしましょう。

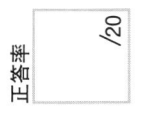

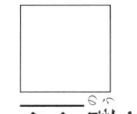

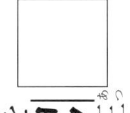

正答率 　／20

1. 海水ヨク。
2. ラク農を営む。
3. ヨク朝。
4. 願望をヨク圧する。
5. 日本舞ヨウ。
6. 月ヨウ日。
7. 脈ラクの無い話。
8. 激しいライ雨。
9. 混ランを収拾する。
10. 飛行機の主ヨク。
11. ラク語を聞く。
12. 休ヨウを取る。
13. 魚が産ランする。
14. ライ客を迎える。
15. 物ゴシの柔らかい人。
16. ヨウ子を探る。
17. 歌ヨウ曲。
18. ハダカで泳ぐ。
19. 信ライできる人物。
20. ヨウ求不満。

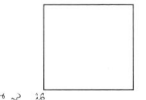

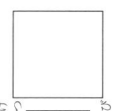

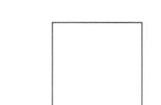

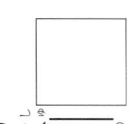

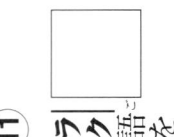

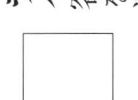

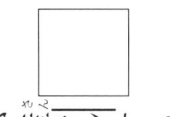

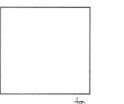

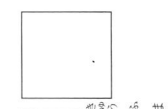

第55日 ① 預 ② 咨 ③ 揚 ④ 雄 ⑤ 浴 ⑥ 遊 ⑦ 陽 ⑧ 与 ⑨ 洋 ⑩ 幼 ⑪ 用 ⑫ 羊 ⑬ 葉 ⑭ 誘 ⑮ 裕 ⑯ 要 ⑰ 予 ⑱ 誉 ⑲ 余 ⑳ 優

答えは144ページにあります。

第57日

今日の漢字

覧	ラン
欄	ラン
利	リ（きく）
里	リ（さと）
理	リ
裏	リ（うら）
履	リ（はく）
離	リ（はなれる・はなす）
陸	リク
立	リツ・リュウ（たてる・たつ）
律	リチツ
略	リャク
柳	リュウ（やなぎ）
流	ルリュウ（ながれる・ながす）
留	ルリュウ（とめる・とまる）
竜	リュウ（たつ）
粒	リュウ（つぶ）
隆	リュウ
硫	リュウ
旅	リョ（たび）

開始時刻 　分　秒

立	竜	裏	猟	緑	恋	翼	領	礼	療
了	虜	欄	硫	律	理	覧	乱	連	戻
郎	類	卵	寮	慮	酪	履	料	糧	来
例	朗	累	輪	露	雷	陸	励	練	僚
曜	麗	浪	涙	倫	労	隆	利	力	裸
謡	抑	齢	廊	臨	厘	落	柳	廉	令
列	養	浴	霊	漏	隣	林	留	両	炉
枠	劣	踊	欲	零	録	路	離	旅	良
頼	湾	烈	様	翌	鈴	論	涼	里	量
惑	領	腕	裂	腰	絡	歴	話	粒	流
									略

終了時刻 　分　秒　　所要時間 　分　秒

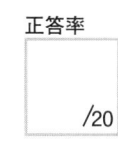

第57日 漢字の書き取り──「今日の漢字」より

●次の──線のカタカナを漢字になおしましょう。

正答率 /20

1. 距リを測る。
2. リュウ化水素が発生する。
3. 一ランにまとめる。
4. センリ眼。
5. リュウ頭蛇尾。
6. リ歴をたどる。
7. 世界一周リョ行。
8. 問題用紙の空ランをうめる。
9. リ害の一致。
10. フランスにリュウ学する。
11. リク上競技大会。
12. 手順を省リャクする。
13. 表リ一体。
14. 地面がリュウ起する。
15. リュウ行を追う。
16. 親から独リツする。
17. リチ儀な人。
18. 米ツブほどの大きさ。
19. 川リュウを作る。
20. リ科の実験。

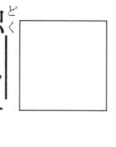

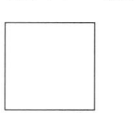

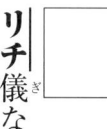

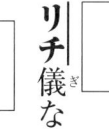

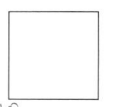

第56日 ①浴 ②酪 ③翌 ④抑 ⑤踊 ⑥曜 ⑦絡 ⑧雷 ⑨乱 ⑩翼 ⑪落 ⑫養 ⑬卵 ⑭来 ⑮腰 ⑯様 ⑰謡 ⑱裸 ⑲頼 ⑳欲

答えは146ページにあります。

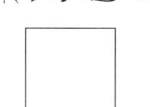

144

第58日

月　日

今日の漢字の20字を下の表から見つけて，入口から緑まで漢字を線でつなげましょう。
また，入口から緑までにかかった時間をはかりましょう。

今日の漢字

虜リョ	慮リョ	了リョウ	両リョウ	良よい／リョウ	料リョウ
涼すずしい／リョウ	猟リョウ	量はかる／リョウ	僚リョウ	領リョウ	寮リョウ	療リョウ
糧かて／リョウ	力ちから／リキ	緑みどり／リョク	林はやし／リン	厘リン	倫リン	輪わ／リン

入口 →

開始時刻　　分　　秒

僚	廉	恋	累	労	令	欄	曜	練	覧
料	倫	隣	路	類	郎	礼	利	抑	連
硫	慮	力	鈴	浪	腰	朗	励	里	浴
麗	竜	領	旅	炉	話	様	翼	戻	理
論	歴	了	留	隆	零	惑	踊	裸	露
例	絡	輪	寮	涼	厘	両	枠	養	来
履	涙	落	列	律	臨	量	粒	腕	謡
雷	離	廊	酪	劣	柳	療	虜	流	湾
浴	頼	陸	漏	乱	烈	略	林	猟	良
欲	翌	裏	齢	録	卵	裂	霊	立	糧

終了時刻　　分　　秒　所要時間　　分　　秒

緑

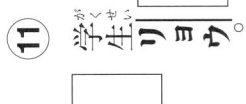

第58日 漢字の書き取り ——「今日の漢字」より

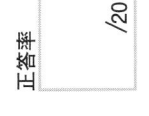

正答率 　/20

●次の——線のカタカナを漢字になおしましょう。

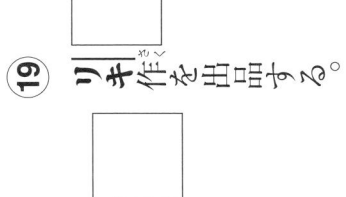

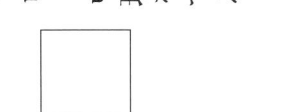

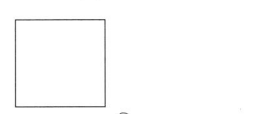

① リョウ産体制に入る。
② 捕リョを解放する。
③ リョウ薬口に苦し。
④ 風がスズしい。
⑤ 一リン車。
⑥ 会社の同リョウ。
⑦ 思リョ深い。
⑧ リョク茶を飲む。
⑨ リョウ方の手。
⑩ 山でリョウ師に会う。

⑪ 学生リョウ。
⑫ リン理に反する。
⑬ リョウ理をする。
⑭ 森リンを保護する。
⑮ 国のリョウ土。
⑯ 作業が完リョウする。
⑰ 五割五分五リン。
⑱ 怪我を治リョウする。
⑲ リキ作を出品する。
⑳ 兵リョウ攻め。

第57日 ① 離 ② 硫 ③ 覧 ④ 里 ⑤ 竜 ⑥ 履 ⑦ 旅 ⑧ 欄 ⑨ 利 ⑩ 留 ⑪ 陸 ⑫ 略 ⑬ 裏 ⑭ 隆 ⑮ 流 ⑯ 立 ⑰ 律 ⑱ 粒 ⑲ 柳 ⑳ 理

答えは148ページにあります。

第59日

今日の漢字の20字を下の表から見つけて，入口から 鈴 まで漢字を線でつなげましょう。
また，入口から 鈴 までにかかった時間をはかりましょう。

今日の漢字

隣(リン/となり)	臨(リン/のぞむ)	涙(ルイ/なみだ)	累(ルイ)	類(ルイ/たぐい)	令(レイ)
礼(レイ)	励(レイ/はげむ・はげます)	戻(レイ/もどす・もどる)	例(レイ/たとえる)	鈴(リン/すず)	零(レイ)	霊(レイ/リョウ/たま)
齢(レイ)	麗(レイ/うるわしい)	歴(レキ)	列(レツ)	劣(レツ/おとる)	烈(レツ)	裂(レツ/さける)

入口

開始時刻 □分 □秒

例	厘	流	猟	粒	翼	浪	律	領	離
令	麗	臨	烈	零	類	裸	廊	竜	料
里	輪	力	林	倫	列	廉	曜	漏	略
慮	理	来	涼	柳	霊	糧	隆	抑	録
論	了	謡	雷	惑	涙	療	枠	硫	浴
絡	露	両	養	頼	裂	礼	隣	連	旅
履	落	労	良	踊	翌	練	劣	炉	寮
湾	離	酪	郎	覧	様	欲	齢	緑	話
留	量	陸	乱	朗	欄	腰	励	累	歴
腕	裏	僚	立	卵	虜	利	恋	路	戻
									鈴

終了時刻 □分 □秒　所要時間 □分 □秒

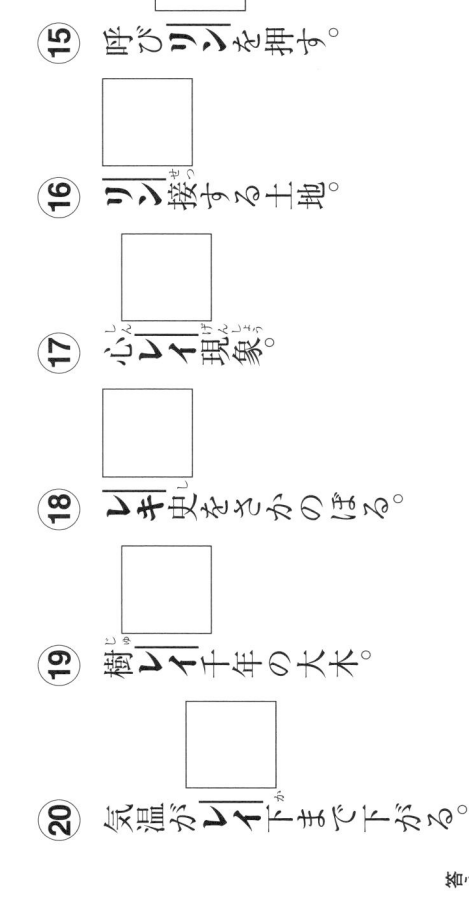

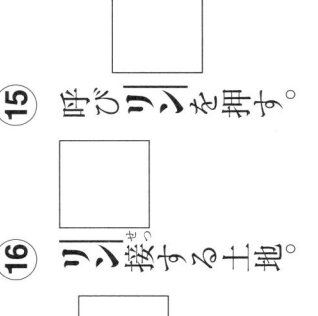

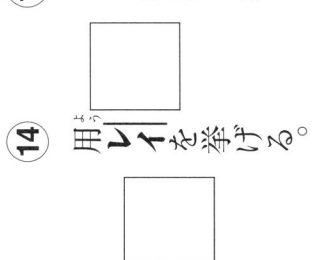

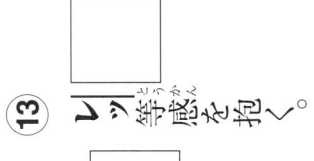

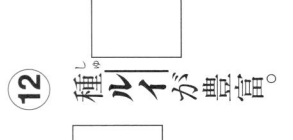

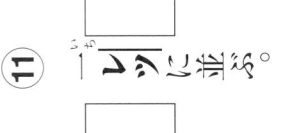

第59日 漢字の書き取り──「今日の漢字」より

次の──線のカタカナを漢字になおしましょう。

正答率 　/20

① 美辞レイ句。
② 猛レツな雨。
③ 環境保護を奨レイする。
④ 命レイを発する。
⑤ ルイ計百万部。
⑥ レイ儀正しい。
⑦ ナミダぐむ。
⑧ 話合いが決レツする。
⑨ 後モドりする。
⑩ リン時の職員。
⑪ 一レツに並ぶ。
⑫ 種ルイが豊富。
⑬ レツ等感を抱く。
⑭ 用レイを挙げる。
⑮ 呼びリンを押す。
⑯ リン接する土地。
⑰ 心レイ現象。
⑱ レキ史をさかのぼる。
⑲ 樹レイ千年の大木。
⑳ 気温がレイ下まで下がる。

第58日 ① 量 ② 虜 ③ 良 ④ 涼 ⑤ 輪 ⑥ 僚 ⑦ 億 ⑧ 緑 ⑨ 両 ⑩ 猟 ⑪ 寮 ⑫ 倫 ⑬ 料 ⑭ 林 ⑮ 領 ⑯ 丁 ⑰ 厘 ⑱ 瞭 ⑲ 力 ⑳ 糧

答えは150ページにあります。

148

第60日

今日の漢字 の20字を下の表から見つけて、入口から録まで漢字を線でつなげましょう。また、入口から録までにかかった時間をはかりましょう。

今日の漢字

恋(こいしい・レン) 連(つらなる・つらねる・つれる・レン) 廉(レン) 練(ねる・レン) 炉(ロ) 路(ジ・ロ)

露(つゆ・ロ) 労(ロウ) 郎(ロウ) 朗(ほがらか・ロウ) 浪(ロウ) 廊(ロウ) 漏(もる・もれる・もらす・ロウ)

録(ロク) 論(ロン) 話(はなす・ワ) 惑(まどう・ワク) 枠(わく) 湾(ワン) 腕(うで・ワン)

入口 →

開始時刻 □分 □秒

連	労	裂	了	浴	履	猟	粒	料	隣
烈	朗	劣	理	両	欲	離	量	竜	涼
留	枠	廉	漏	腰	良	雷	陸	僚	緑
療	列	麗	露	零	様	覧	翌	立	裏
臨	糧	翼	惑	浪	路	踊	欄	虜	抑
絡	涙	力	裸	励	廊	練	例	利	慮
粒	落	累	律	来	戻	郎	腕	養	里
厘	隆	酪	類	略	曜	霊	論	齢	謡
令	倫	硫	乱	領	柳	鈴	湾	炉	話
林	礼	輪	旅	卯	寮	流	頼	歴	恋
									録

終了時刻 □分 □秒 所要時間 □分 □秒

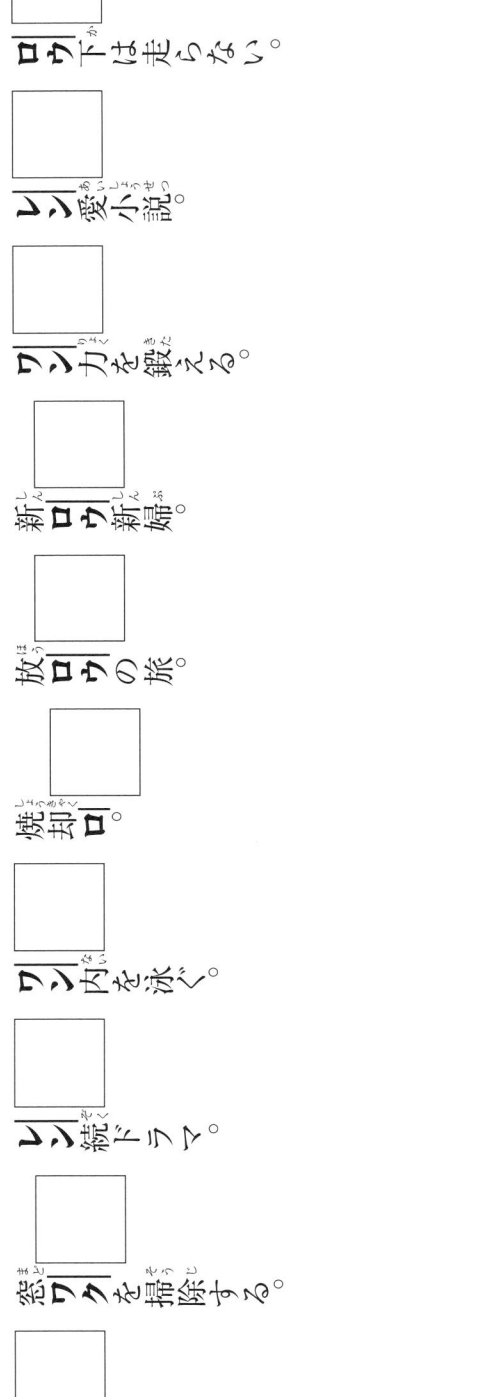

第60日　漢字の書き取り──「今日の漢字」より

正答率 　／20

● 次の――線のカタカナを漢字になおしましょう。

① レン習を重ねる。
② 対談をロク音する。
③ 朝ツユでぬれる。
④ ワク星を調査する。
⑤ ロウ働組合。
⑥ 詩をロウ読する。
⑦ レン価な商品を買う。
⑧ ロウ電を修理する。
⑨ ロ頭に迷う。
⑩ ワク題が豊富。

⑪ ロウ下は走らない。
⑫ レン愛小説。
⑬ ワン力を鍛える。
⑭ 新ロウ新婦。
⑮ 放ロウの旅。
⑯ 焼却ロ。
⑰ ワン内を泳ぐ。
⑱ レン続ドラマ。
⑲ 悠ワクを掃除する。
⑳ ロン より証拠。

第59日　答え ① 麗 ② 列 ③ 烈 ④ 励 ⑤ 令 ⑥ 礼 ⑦ 涙 ⑧ 裂 ⑨ 戻 ⑩ 臨 ⑪ 列 ⑫ 類 ⑬ 劣 ⑭ 例 ⑮ 鈴 ⑯ 隣 ⑰ 霊 ⑱ 歴 ⑲ 齢 ⑳ 零

第12週 前頭葉機能検査 ……………… ☐月☐日

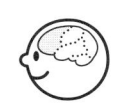

Ⅰ カウンティングテスト

1から120までを声に出してできるだけ早く数えます。数え終わるまでにかかった時間を計りましょう。

☐ 秒

Ⅱ 単語記憶テスト

まず、次のことばを、**2分間**で、できるだけたくさん覚えます。

おうむ	りんご	くじら	さかな	むしば	あたり
やけど	りよう	ねいき	おちば	のはら	いはん
せいぎ	とさか	しかけ	かびん	しんぽ	つばさ
でんわ	いとこ	うみべ	きごう	すなば	もみじ
あやめ	えんぎ	すもう	とりい	あさり	ねずみ

覚えたことばを、裏のページの解答用紙にできるだけたくさん書きます。
2分間で、覚えたことばを、いくつ思い出すことができますか？

第12週

II 覚えたことばを、2分間で□に書きましょう。

単語記憶テスト解答欄

正答数 □語

III 別冊15ページの「**ストループテスト**」も忘れずに行いましょう。

第60日　①練　②録　③露　④惑　⑤労　⑥朗　⑦廉　⑧漏　⑨路　⑩話
　　　　⑪廊　⑫恋　⑬腕　⑭郎　⑮浪　⑯炉　⑰湾　⑱連　⑲枠　⑳論

トレーニングを始める前の前頭葉機能チェック　□月□日

トレーニングを始める前に、現状の脳機能を、次の3つのテストで計測しておきましょう。

Ⅰ カウンティングテスト

1から120までを声を出してできるだけ速く数えます。数え終わるまでにかかった時間を計りましょう。

□秒

Ⅱ 単語記憶テスト

まず、次のことばを、**2分間**で、できるだけたくさん覚えます。

ふもと	たたみ	かんじ	よふけ	ひかげ	けもの
だるま	ごぜん	わだい	かたな	しかく	みぶり
かすみ	うどん	けむり	ほたる	かぞく	すもも
あした	つよき	かたち	ゆうひ	へいわ	たらこ
こけし	やしき	うなぎ	はたけ	さんそ	ちいき

覚えたことばを、裏のページの解答用紙にできるだけたくさん書きます。**2分間**で、覚えたことばを、いくつ思い出すことができますか？

第0週（始める前に）

Ⅱ 覚えたことばを、2分間で □ に書きましょう。

単語記憶テスト解答欄

正答数 □ 語

Ⅲ ストループテスト （文字の色を答える検査です）

第0週（始める前に）

検査は1回ですが、その前に【練習】を行いましょう。

下の【練習】の文字の色を声に出して、できる限り速く言っていきます。文字を読むのではないので、注意しましょう。まちがえたところは、正しく言い直します。

（例：あかの場合は「**あお**」、あかの場合は「**きいろ**」、あかの場合は「**あか**」と言う。）

【練習】

くろ　　あか　　きいろ　　くろ　　あお

「あお、きいろ、あか、くろ、きいろ」と正しく言えましたか。

次に**本番**です。開始時刻を入れて、練習の時のように**文字の色**を読んでいきましょう。全部終わったら、終了時刻を入れ、かかった時間を出しましょう。

開始時刻 □分 □秒

くろ	あお	くろ	あお	あか
きいろ	きいろ	きいろ	くろ	あか
あか	くろ	あお	くろ	くろ
くろ	きいろ	あか	あお	きいろ
くろ	あか	きいろ	くろ	あお
あか	くろ	きいろ	あお	くろ
あか	きいろ	あか	あお	くろ
あお	あか	きいろ	あお	くろ
あか	くろ	きいろ	くろ	あお
あか	きいろ	あお	きいろ	あか

終了時刻 □分 □秒　所要時間 □分 □秒

Ⅲ ストループテスト　第1週目

検査は1回ですが、その前に【練習】を行いましょう。

下の【練習】の文字の色を声に出して、**できる限り速く**言っていきます。文字を読むのではないので、注意しましょう。まちがえたところは、**正しく言い直します**。

（例：あかの場合は「**あお**」、あかの場合は「**きいろ**」、あかの場合は「**あか**」と言う。）

【練習】

くろ　　あか　　きいろ　くろ　　あお

「あお、きいろ、あか、くろ、きいろ」と正しく言えましたか。

次に**本番**です。開始時刻を入れて、練習の時のように**文字の色**を読んでいきましょう。全部終わったら、終了時刻を入れ、かかった時間を出しましょう。

開始時刻　□分　□秒

くろ	あか	あお	きいろ	きいろ
あか	あか	あお	きいろ	くろ
あか	きいろ	くろ	くろ	あお
あか	きいろ	あか	あお	くろ
くろ	あお	きいろ	あか	あお
くろ	きいろ	あか	くろ	あか
くろ	あお	きいろ	あお	あお
あお	きいろ	あお	きいろ	あか
きいろ	あお	きいろ	あお	くろ
くろ	あか	あか	くろ	あお

終了時刻　□分　□秒　　所要時間　□分　□秒

Ⅲ ストループテスト　第２週目

検査は１回ですが、その前に【練習】を行いましょう。

下の【練習】の**文字の色**を声に出して、**できる限り速く**言っていきます。文字を読むのではないので、注意しましょう。まちがえたところは、**正しく言い直します**。

（例：あかの場合は「**あお**」、あかの場合は「**きいろ**」、あかの場合は「**あか**」と言う。）

【練習】

くろ　　あか　　きいろ　　くろ　　あお

「あお、きいろ、あか、くろ、きいろ」と正しく言えましたか。

次に**本番**です。開始時刻を入れて、練習の時のように**文字の色**を読んでいきましょう。全部終わったら、終了時刻を入れ、かかった時間を出しましょう。

開始時刻　□分　□秒

あお	くろ	あか	くろ	あか
きいろ	きいろ	くろ	あお	あお
くろ	あか	あか	きいろ	あお
あお	あお	くろ	きいろ	きいろ
きいろ	くろ	あか	くろ	あか
あか	あお	くろ	あお	あか
きいろ	あお	きいろ	くろ	くろ
きいろ	あお	くろ	あお	あか
くろ	きいろ	あお	あか	きいろ
あお	あか	くろ	あお	きいろ

終了時刻　□分　□秒　　所要時間　□分　□秒

Ⅲ ストループテスト　第3週目

検査は1回ですが、その前に【練習】を行いましょう。

下の【練習】の**文字の色**を声に出して、**できる限り速く**言っていきます。文字を読むのではないので、注意しましょう。まちがえたところは、**正しく言い直します**。

（例：あかの場合は「**あお**」、あかの場合は「**きいろ**」、あかの場合は「**あか**」と言う。）

【練習】

くろ　　あか　　きいろ　　くろ　　あお

「あお、きいろ、あか、くろ、きいろ」と正しく言えましたか。

次に**本番**です。開始時刻を入れて、練習の時のように**文字の色**を読んでいきましょう。全部終わったら、終了時刻を入れ、かかった時間を出しましょう。

開始時刻　☐分　☐秒

きいろ	くろ	あお	あか	あお
あお	あか	きいろ	きいろ	あお
あか	あお	くろ	あお	くろ
きいろ	きいろ	あか	くろ	きいろ
あか	あか	くろ	きいろ	あか
きいろ	あか	くろ	あお	きいろ
あお	くろ	きいろ	あか	くろ
くろ	あか	あお	きいろ	あか
あお	あお	きいろ	あか	あか
あお	きいろ	あお	くろ	あか

終了時刻　☐分　☐秒　　所要時間　☐分　☐秒

Ⅲ ストループテスト　第４週目

検査は１回ですが、その前に【練習】を行いましょう。

下の【練習】の文字の色を声に出して、**できる限り速く**言っていきます。文字を読むのではないので、注意しましょう。まちがえたところは、**正しく言い直します**。

（例：あかの場合は「**あお**」、あかの場合は「**きいろ**」、あかの場合は「**あか**」と言う。）

【練習】

くろ　　あか　　きいろ　　くろ　　あお

「あお、きいろ、あか、くろ、きいろ」と正しく言えましたか。

次に**本番**です。開始時刻を入れて、練習の時のように**文字の色**を読んでいきましょう。全部終わったら、終了時刻を入れ、かかった時間を出しましょう。

開始時刻　□分　□秒

くろ	きいろ	くろ	あか	きいろ
きいろ	くろ	きいろ	くろ	あか
あか	あお	あか	くろ	あお
あか	あお	あか	きいろ	あお
あお	きいろ	きいろ	くろ	くろ
あか	あお	あか	くろ	きいろ
きいろ	くろ	あか	あお	くろ
あか	あか	くろ	あお	きいろ
くろ	あお	あお	きいろ	くろ
あお	あか	くろ	あお	きいろ

終了時刻　□分　□秒　　所要時間　□分　□秒

Ⅲ ストループテスト 第5週目

検査は1回ですが、その前に【練習】を行いましょう。

下の【練習】の文字の色を声に出して、**できる限り速く**言っていきます。文字を読むのではないので、注意しましょう。まちがえたところは、**正しく言い直します**。

（例：あかの場合は「**あお**」、あかの場合は「**きいろ**」、あかの場合は「**あか**」と言う。）

【練習】

くろ　　あか　　きいろ　　くろ　　あお

「あお、きいろ、あか、くろ、きいろ」と正しく言えましたか。

次に**本番**です。開始時刻を入れて、練習の時のように**文字の色**を読んでいきましょう。全部終わったら、終了時刻を入れ、かかった時間を出しましょう。

開始時刻 ☐ 分 ☐ 秒

きいろ	あお	くろ	きいろ	くろ
くろ	あお	あお	あお	きいろ
あか	きいろ	あか	きいろ	くろ
あか	くろ	あお	あか	きいろ
くろ	くろ	あお	きいろ	きいろ
あか	きいろ	あか	くろ	あか
あお	あお	あか	あお	きいろ
くろ	きいろ	くろ	あお	あお
くろ	きいろ	あか	きいろ	くろ
きいろ	あお	くろ	あか	きいろ

終了時刻 ☐ 分 ☐ 秒　所要時間 ☐ 分 ☐ 秒

Ⅲ ストループテスト　第6週目

検査は1回ですが、その前に【練習】を行いましょう。

下の【練習】の文字の色を声に出して、**できる限り速く**言っていきます。文字を読むのではないので、注意しましょう。まちがえたところは、**正しく言い直します**。

（例：あかの場合は「**あお**」、あかの場合は「**きいろ**」、あかの場合は「**あか**」と言う。）

【練習】

くろ　　あか　　きいろ　くろ　　あお

「あお、きいろ、あか、くろ、きいろ」と正しく言えましたか。

次に**本番**です。開始時刻を入れて、練習の時のように**文字の色**を読んでいきましょう。全部終わったら、終了時刻を入れ、かかった時間を出しましょう。

開始時刻　□分　□秒

くろ	くろ	きいろ	くろ	あお
くろ	あお	あか	あか	あか
きいろ	あお	きいろ	あか	あお
あか	きいろ	くろ	きいろ	あか
あお	くろ	あか	くろ	あお
きいろ	あお	くろ	あか	きいろ
あか	くろ	あか	くろ	あお
きいろ	きいろ	くろ	あか	あお
あか	あか	あお	きいろ	きいろ
あお	くろ	あか	あお	くろ

終了時刻　□分　□秒　所要時間　□分　□秒

Ⅲ ストループテスト　第７週目

　検査は１回ですが、その前に【練習】を行いましょう。
　下の【練習】の文字の色を声に出して、できる限り速く言っていきます。文字を読むのではないので、注意しましょう。まちがえたところは、正しく言い直します。
（例：あかの場合は「あお」、あかの場合は「きいろ」、あかの場合は「あか」と言う。）

【練習】

くろ　　あか　　きいろ　　くろ　　あお

「あお、きいろ、あか、くろ、きいろ」と正しく言えましたか。
　次に**本番**です。開始時刻を入れて、練習の時のように**文字の色**を読んでいきましょう。全部終わったら、終了時刻を入れ、かかった時間を出しましょう。

開始時刻　□分　□秒

くろ	あか	あか	きいろ	あお
くろ	あお	くろ	あか	あか
くろ	あか	くろ	あか	きいろ
あお	あお	きいろ	あか	あか
きいろ	くろ	あお	あお	あお
くろ	あお	きいろ	あか	きいろ
あか	あお	くろ	くろ	あお
くろ	きいろ	あか	きいろ	あお
くろ	くろ	きいろ	きいろ	あか
きいろ	あか	あお	くろ	あお

終了時刻　□分　□秒　　所要時間　□分　□秒

Ⅲ ストループテスト　第8週目

検査は1回ですが、その前に【練習】を行いましょう。

下の【練習】の文字の色を声に出して、できる限り速く言っていきます。文字を読むのではないので、注意しましょう。まちがえたところは、正しく言い直します。
（例：あかの場合は「あお」、あかの場合は「きいろ」、あかの場合は「あか」と言う。）

【練習】

　　くろ　　　あか　　　きいろ　　くろ　　　あお

「あお、きいろ、あか、くろ、きいろ」と正しく言えましたか。

次に**本番**です。開始時刻を入れて、練習の時のように**文字の色**を読んでいきましょう。全部終わったら、終了時刻を入れ、かかった時間を出しましょう。

開始時刻　□分　□秒

あか	あか	きいろ	あお	くろ
くろ	きいろ	あか	くろ	あお
あお	あお	きいろ	あお	くろ
きいろ	あか	くろ	あか	あお
あか	あか	くろ	きいろ	くろ
くろ	きいろ	あか	きいろ	あお
くろ	あお	あか	きいろ	くろ
あか	くろ	きいろ	くろ	あお
きいろ	くろ	あお	あお	あお
あか	あか	きいろ	きいろ	あお

終了時刻　□分　□秒　所要時間　□分　□秒

Ⅲ ストループテスト　第9週目

検査は1回ですが、その前に【練習】を行いましょう。

下の【練習】の文字の色を声に出して、できる限り速く言っていきます。文字を読むのではないので、注意しましょう。まちがえたところは、正しく言い直します。

（例：あかの場合は「あお」、あかの場合は「きいろ」、あかの場合は「あか」と言う。）

【練習】

　　くろ　　あか　　きいろ　　くろ　　あお

「あお、きいろ、あか、くろ、きいろ」と正しく言えましたか。

次に**本番**です。開始時刻を入れて、練習の時のように**文字の色**を読んでいきましょう。全部終わったら、終了時刻を入れ、かかった時間を出しましょう。

開始時刻 □ 分 □ 秒

あお	あか	くろ	きいろ	あお
あか	あか	きいろ	あか	くろ
きいろ	あか	あか	きいろ	くろ
くろ	きいろ	あか	くろ	くろ
あか	あお	くろ	あか	きいろ
きいろ	あお	くろ	あか	あお
あお	あか	きいろ	あお	くろ
くろ	きいろ	あか	くろ	あお
あお	きいろ	あお	くろ	きいろ
あお	あお	きいろ	あか	あお

終了時刻 □ 分 □ 秒　所要時間 □ 分 □ 秒

Ⅲ ストループテスト　第10週目

検査は1回ですが、その前に【練習】を行いましょう。

下の【練習】の**文字の色**を声に出して、**できる限**り**速**く言っていきます。文字を読むのではないので、注意しましょう。まちがえたところは、**正しく言い直します。**

（例：あかの場合は「**あお**」、あかの場合は「**きいろ**」、あかの場合は「**あか**」と言う。）

【練習】

くろ　　あか　　きいろ　　くろ　　あお

「あお、きいろ、あか、くろ、きいろ」と正しく言えましたか。

次に**本番**です。開始時刻を入れて、練習の時のように**文字の色**を読んでいきましょう。全部終わったら、終了時刻を入れ、かかった時間を出しましょう。

開始時刻　□分　□秒

あか	きいろ	あお	あお	くろ
あか	きいろ	くろ	くろ	あか
あお	きいろ	くろ	あか	あお
あか	くろ	くろ	きいろ	あお
きいろ	あか	あお	くろ	きいろ
あお	くろ	くろ	あか	あか
くろ	くろ	あか	あお	あか
あお	あか	あお	きいろ	きいろ
くろ	きいろ	くろ	あお	あか
きいろ	あか	きいろ	きいろ	くろ

終了時刻　□分　□秒　所要時間　□分　□秒

Ⅲ ストループテスト　第11週目

検査は1回ですが、その前に【練習】を行いましょう。

下の【練習】の文字の色を声に出して、できる限り速く言っていきます。文字を読むのではないので、注意しましょう。まちがえたところは、正しく言い直します。

（例：あかの場合は「あお」、あかの場合は「きいろ」、あかの場合は「あか」と言う。）

【練習】

くろ　　あか　　きいろ　　くろ　　あお

「あお、きいろ、あか、くろ、きいろ」と正しく言えましたか。

次に**本番**です。開始時刻を入れて、練習の時のように**文字の色**を読んでいきましょう。全部終わったら、終了時刻を入れ、かかった時間を出しましょう。

開始時刻　□分　□秒

きいろ	あお	くろ	あか	きいろ
あお	あお	あお	きいろ	くろ
きいろ	きいろ	あか	あお	あか
あか	あお	くろ	きいろ	あお
くろ	きいろ	あか	あお	きいろ
きいろ	あお	あか	あお	くろ
くろ	あか	あお	あお	あか
きいろ	くろ	あか	きいろ	きいろ
あか	くろ	くろ	くろ	あお
あか	あか	くろ	きいろ	あお

終了時刻　□分　□秒　　所要時間　□分　□秒

Ⅲ ストループテスト　第12週目

検査は１回ですが、その前に【練習】を行いましょう。

下の【練習】の文字の色を声に出して、できる限り速く言っていきます。文字を読むのではないので、注意しましょう。まちがえたところは、正しく言い直します。

（例：あかの場合は「あお」、あかの場合は「きいろ」、あかの場合は「あか」と言う。）

【練習】

　　くろ　　あか　　きいろ　くろ　　あお

「あお、きいろ、あか、くろ、きいろ」と正しく言えましたか。

次に本番です。開始時刻を入れて、練習の時のように文字の色を読んでいきましょう。全部終わったら、終了時刻を入れ、かかった時間を出しましょう。

開始時刻　□分　□秒

くろ	きいろ	あお	あお	あか
あか	あお	くろ	あお	きいろ
くろ	あか	あお	きいろ	くろ
きいろ	あお	きいろ	あお	くろ
あお	あか	くろ	きいろ	あお
あお	あか	あか	あお	きいろ
あか	くろ	きいろ	あか	あお
きいろ	あお	くろ	あか	きいろ
あお	くろ	きいろ	あか	あお
くろ	きいろ	あか	あお	くろ

終了時刻　□分　□秒　所要時間　□分　□秒

脳を活性化する学習療法
―― 認知症の維持・改善、そして予防のために

「脳を鍛える大人のドリル」シリーズは、私たちが行ってきた脳機能イメージングの研究の成果を元に、健常者の方々に、脳機能の低下予防のための生活習慣として継続してもらおうと作ったものです。本書で行った学習を継続し、健康な脳の維持につとめましょう。脳機能イメージング研究からは認知症の改善・進行抑制と予防に有効な「学習療法」が生まれました。その歩みを簡単にご紹介します。

1 学習療法とは

学習療法は、「音読と計算を中心とする教材を用いた学習を、学習者と支援者がコミュニケーションをとりながら行うことにより、学習者の認知機能やコミュニケーション機能、身辺自立機能などの前頭前野機能の（維持・）改善をはかるものである」と定義しています。1日15分程度の、「音読を中心とした言葉の学習」と「簡単な計算を中心とした数の学習」を毎日行うことにより、認知症をはじめさまざまな高次脳機能障害を持つ人たちの脳の働きを改善させようとする試みで、独立行政法人科学技術振興機構の社会技術研究推進事業の一環として研究・開発されました。

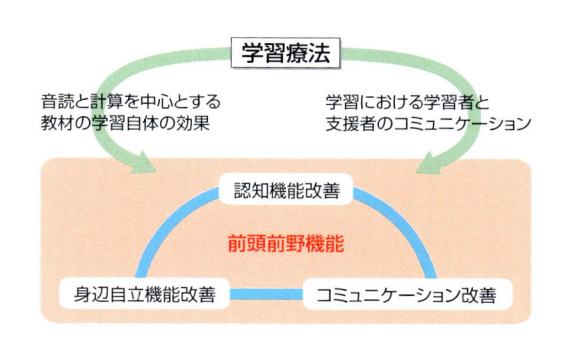

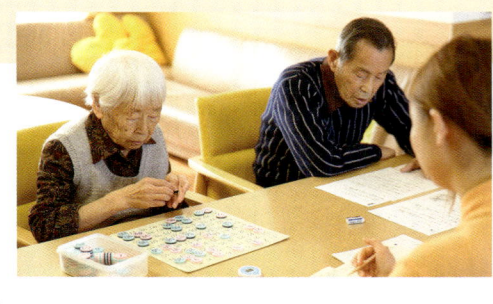

2 これまでの成果

私たちは、学習療法を用いた認知症高齢者介護研究を、平成13年秋より福岡県大川市の社会福祉法人道海永寿会の施設で、平成15年春からは宮城県仙台市の医療法人松田会の施設で行いました。学習療法により、多くの認知症高齢者の人たちの、脳機能改善に成功してきました。食事・着替え・トイレなどの身辺自立が可能となる、笑顔が増えて家族や介護スタッフとたくさんコミュニケーションが可能となるなど、さまざまな変化が生じました。現在、全国の多くの高齢者介護施設で導入されるとともに、自治体等で認知症予防のための教室も開かれています。また、2011年からアメリカで実証研究も行われ、著しい効果が確認されました。今アメリカの各地にも広がりはじめています。

3 学習療法についてのお問い合わせ

学習療法についてのお問い合わせは
公文教育研究会　学習療法センター
03-6836-0050
（受付時間月～金9：30～17：30　祝日除く）
学習療法センター　サイトアドレス
https://www.kumon-lt.co.jp/

このドリルについてのお問い合わせは
くもん出版お客さま係　フリーコール 0120-373-415
（受付時間10：00～12：00／13：15～17：00　土日祝除く）

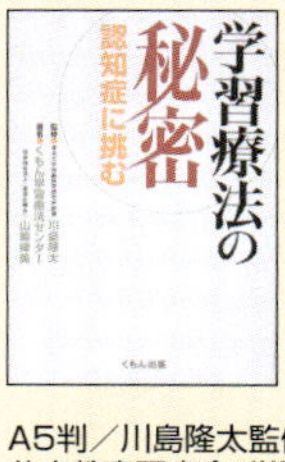

『学習療法の秘密 ―認知症に挑む―』
「読み書き」「計算」の学習により、脳機能の維持・改善を図る学習療法。全国各地に広まる学習療法の科学的実証と、ノウハウの全容を明かす1冊。
A5判／川島隆太監修／公文教育研究会　学習療法センター・山崎律美共著

A：軽めの認知症の方に
B：中程度の認知症の方に
C：やや重めの認知症の方に
（計算／読み書き）

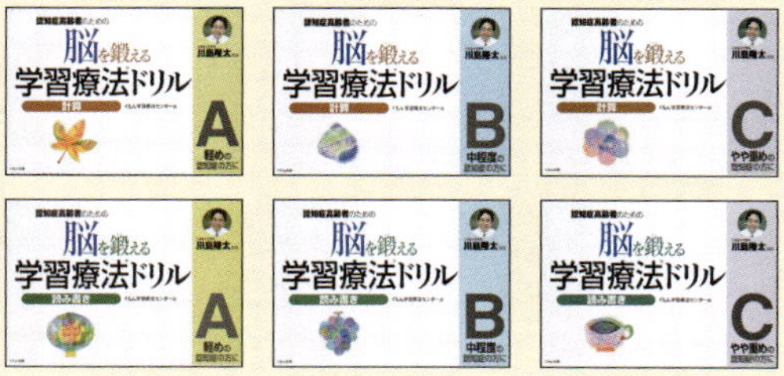

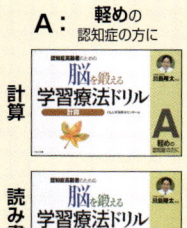

『脳を鍛える学習療法ドリル』シリーズ
認知症の方のための、「学習療法」が体験できるドリル。学習される方がスラスラできそうなレベルのドリルをお選びください。学習効果を高めるため、「読み書き」「計算」の両方のドリルをお使いになることをおすすめします。
A4判／川島隆太監修／公文教育研究会　学習療法センター編

商品アンケート(Web回答)

商品をお買い上げいただき、
ありがとうございます。

こちら
から

ご意見・ご感想を
お聞かせください。

抽選で「図書カード」を
プレゼント！

SNS公式アカウント

Instagram @kumon_publishing
Twitter @kumonshuppan
YouTube @KUMONSHUPPAN

脳を鍛える大人の漢字ドリル　漢字たどり・漢字書き取り60日

2010年 9月17日　第1版1刷発行
2023年11月10日　第1版21刷発行

著者　　　　川島隆太
発行人　　　志村直人
発行所　　　株式会社 くもん出版
　　　　　　〒141-8488 東京都品川区東五反田2-10-2
　　　　　　東五反田スクエア11F
　　　　　　電話　代表　　　　03(6836)0301
　　　　　　　　　編集　　　　03(6836)0317
　　　　　　　　　営業　　　　03(6836)0305
印刷・製本　　大日本印刷株式会社

カバー・本文デザイン　スーパーシステム
カバーイラスト　　　　国分チエミ
本文イラスト　　　　　小林裕美子

©2010 Ryuta Kawashima／KUMON PUBLISHING Co., Ltd. Printed in Japan
ISBN978-4-7743-1771-7

落丁・乱丁はおとりかえいたします。
本書を無断で複写・複製・転載・翻訳することは、法律で認められた場合を除き禁じられています。
購入者以外の第三者による本書のいかなる電子複製も一切認められていませんのでご注意ください。

くもん出版ホームページアドレス
https://www.kumonshuppan.com/　　　CD 34200

わたしの脳

「漢字60日」記録用紙

● 漢字たどり所要時間・漢字の書き取り得点

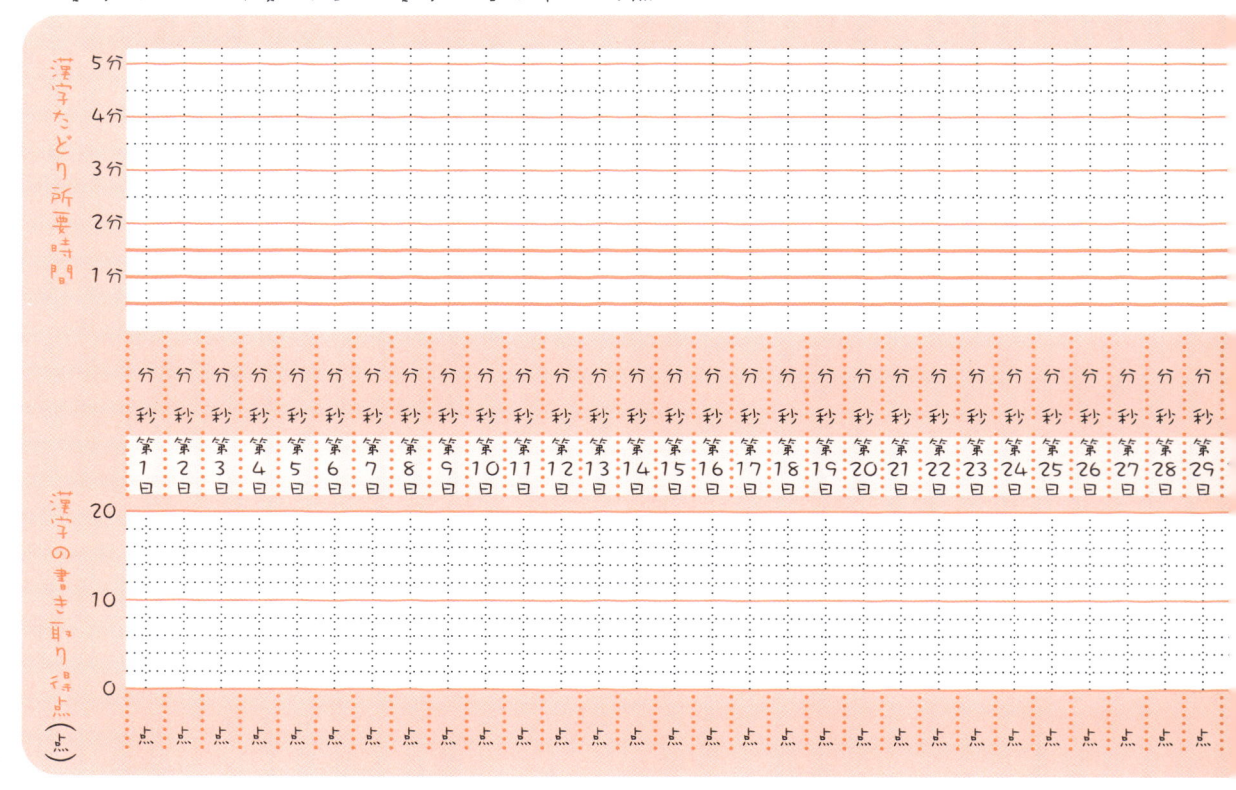

(記録用紙：漢字たどり所要時間を5分〜1分で記録、第1日〜第29日の分・秒欄。漢字の書き取り得点を0〜20点で記録、各日の点数欄)

● 前頭葉機能検査

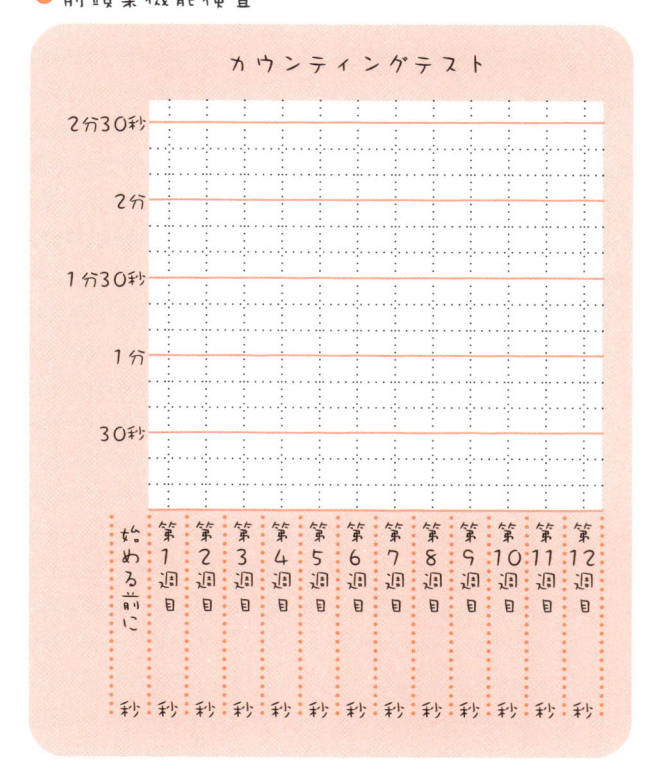

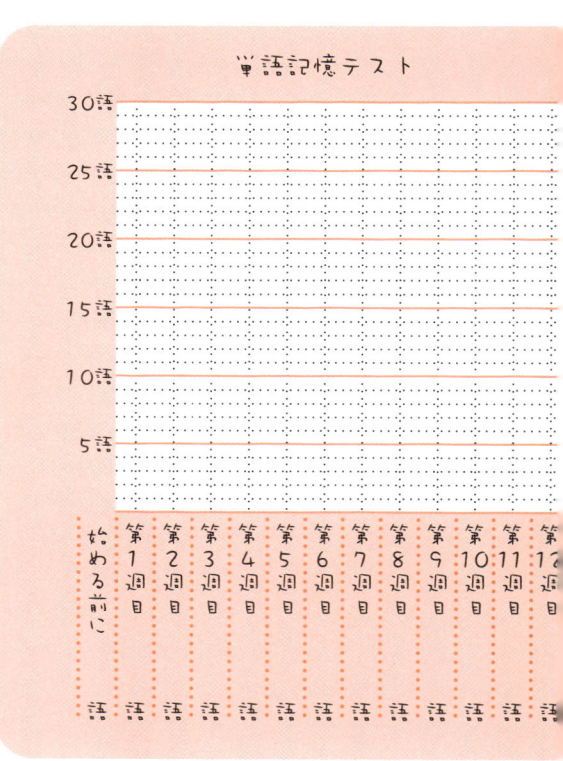

カウンティングテスト

(2分30秒〜30秒の目盛り、始める前に・第1週目〜第12週目の秒数記録欄)

単語記憶テスト

(5語〜30語の目盛り、始める前に・第1週目〜第12週目の語数記録欄)